天津市科普重点项目

Nan Schuurmans
Jennifer Blake

— 5th Edition —

Healthy BEGINNINGS

[Giving your baby the best start,]

U0798847

健康起点

给你的宝宝最好的开始

第 5 版

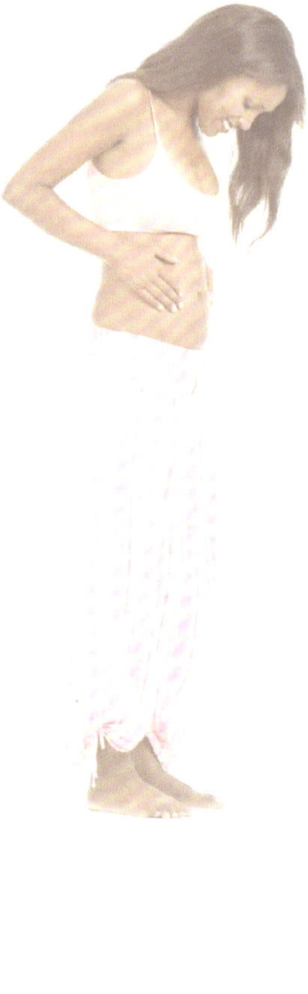

编 著 〔加〕 南·舒曼
珍妮弗·布莱克

主 译 邹丽萍 石秀玉

天津出版传媒集团
天津科技翻译出版有限公司

著作权合同登记号：图字 02-2017-300

图书在版编目（CIP）数据

健康起点：给你的宝宝最好的开始/（加）南·舒曼（Nan Schuurmans），（加）珍妮弗·布莱克（Jennifer Blake）编著；邹丽萍，石秀玉主译. —天津：天津科技翻译出版有限公司，2020.5

书名原文：Healthy Beginnings: Giving Your Baby the Best Start, from Preconception to Birth

ISBN 978-7-5433-3989-7

Ⅰ. ①健… Ⅱ. ①南… ②珍… ③邹… ④石… Ⅲ. ①妊娠期-妇幼保健-基本知识 ②产褥期-妇幼保健-基本知识 Ⅳ. ①R715.3

中国版本图书馆 CIP 数据核字（2020）第 025428 号

Title: Healthy Beginnings: Giving Your Baby the Best Start, from Preconception to Birth, by Nan Schuurmans, Jennifer Blake and The Society of Obstetricians and Gynecologists of Canada

ISBN: 9781119283973

授权单位：John Wiley & Sons, Ltd.
出　　版：天津科技翻译出版有限公司
出 版 人：刘子媛
地　　址：天津市南开区白堤路 244 号
邮政编码：300192
电　　话：022-87894896
传　　真：022-87895650
网　　址：www.tsttpc.com
印　　刷：北京博海升彩色印刷有限公司
发　　行：全国新华书店
版本记录：710mm×1000mm　16 开本　12 印张　200 千字
2020 年 5 月第 1 版　2020 年 5 月第 1 次印刷
定价：58.00 元

（如发现印装问题，可与出版社调换）

译者名单

主　译

邹丽萍　中国人民解放军总医院第一医学中心儿科

石秀玉　中国人民解放军总医院第一医学中心儿科

副主译

王　静　中国人民解放军总医院第一医学中心儿科

汪淑娟　中国人民解放军总医院第一医学中心妇产科

胡琳燕　中国人民解放军总医院第一医学中心儿科

付晓宇　中国人民解放军总医院第一医学中心妇产科

杨夕樱　中国人民解放军总医院第一医学中心儿科

王杨阳　中国人民解放军总医院第一医学中心儿科

其他译者(按姓氏汉语拼音排序)

韩　芳　中国人民解放军总医院第一医学中心儿科

胡沛丽　中国人民解放军总医院第一医学中心儿科

孟　岩　中国人民解放军总医院第一医学中心儿科

任蔚华　中国人民解放军总医院第一医学中心儿科

汪秀华　中国人民解放军总医院第一医学中心儿科

王　彬　中国人民解放军总医院第一医学中心儿科

于　芳　中国人民解放军总医院第一医学中心儿科

张　静　中国人民解放军总医院第一医学中心儿科

编者简介

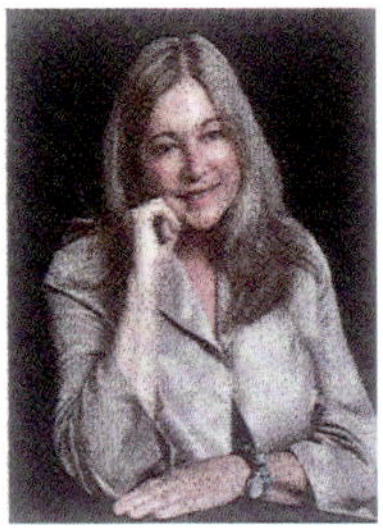

南·舒曼，医学博士，加拿大皇家外科医学院院士，埃德蒙顿地区医疗主任，亚伯达大学妇产科临床教授，加拿大妇产科医师协会前任主席。南·舒曼有30多年的产科工作经历，曾接生5000余名新生儿。在她的执业生涯中，致力于提高女性甚至家庭的医疗保健意识，并鼓励女性通过学习知识和交流进行自我保健。她发起了加拿大的第一个新手妈妈、新生儿出院早期和因妊娠期并发症需要住院的孕产妇家访计划。她还发展了团队护理模式，包括护士、助产士、家庭医生和产科医生，旨在为不方便到医院就诊的当地居民及移民女性提供帮助。

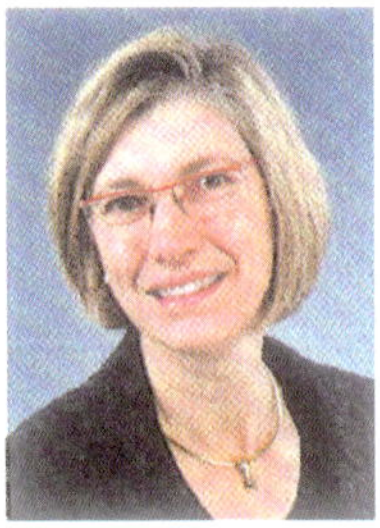

珍妮弗·布莱克，医学博士，加拿大皇家外科医学院院士，加拿大妇产科医师协会主席。在她30多年的职业生涯中，担当了数个临床和学术的领导角色，如妇产科主任、新宁保健科学中心妇女健康主任、多伦多儿童医院妇科主任和麦克马斯特大学医学院研究生院院长等。她是多伦多大学的教授兼副主席，渥太华大学的兼职教授。2011年，珍妮弗·布莱克被评为加拿大最具影响力的25位女性之一。

中文版前言

当今社会，激烈的竞争让家长们对孩子的健康和升学产生了焦虑，这种担心是怕孩子输在起跑线上。这个起跑线在哪里？是努力拼尽全家资源，只为换一套小的学区房？还是不惜花重金，逼着孩子上各种培优班、补习班？都不是。其实，起跑线在妈妈怀孕之初就形成了。

健康程序始于胎儿期。宝宝的生长发育与孕期女性宫腔内的状况密切相关。正常情况下，父母的遗传基因决定了孩子的基因，这是不会改变的真理，但很多基因的启动却是通过妈妈所处的环境、身体和营养状况直接或共同参与的，将影响宝宝一生的健康。一项成人疾病的胎儿起源研究，对 1000 个 20 世纪 50 年代出生于北京协和医院的成年人进行了随访研究，结果显示，高血压、糖尿病和心血管等成人疾病与胎儿出生时的轻体重、消瘦有关。人在胚胎发育时期受到的不良影响可以持续终生，其疾病起源正是来自胎儿期和新生儿期的健康状况。《健康起点——给你的宝宝最好的开始》就是送给担心孩子输在起跑线上的宝妈们的礼物。本书向宝妈们讲述了宝宝在宫腔内每一个具体发育期的关键点和详细的注意事项。

本书图文互相陪衬，相得益彰。我们希望每个孩子都能够健康快乐。

邹丽萍

主任医师，教授，博士生导师

中国妇幼保健协会儿科疾病及保健分会副会长

中华医学会儿科分会常委

中国人民解放军总医院儿科医学部学术委员会主任

前 言

怀孕是一个女人一生中特殊的时期，也是她准备为家庭添加新成员的人生大事。第5版的《健康起点——给你的宝宝最好的开始》由加拿大妇产科医师协会修订，以帮助女性获得最新的健康怀孕信息。

这本书是写给低风险孕龄妇女的（大约90%加拿大孕龄妇女）。降低风险是健康怀孕的关键点。在这本书中，我们的侧重点是孕前（怀孕前的一段时间）和孕早期（怀孕后的前3个月）。

《健康起点——给你的宝宝最好的开始》中的建议和信息是基于循证医学给出的，这意味着本书的内容为加拿大最新研究已证实的以及专业实践中获得的现有知识。本书所包含的孕前、孕期以及产后护理指南已更新，并经过包括产科医生、助产士、其他相关医生和护士在内的很多专家的审核。这些信息不适用于例外的治疗过程。其他具体问题可以咨询你的保健医生，他（她）们可以为你的怀孕以及其他具体事项提供建议。

国际研究显示，如果孕妇清楚地知道自己的身体如何准备分娩，也知晓抚养宝宝需要什么，那么她们会有一个更为健康的怀孕过程，也会有更多的足月且健康的宝宝出生。

《健康起点——给你的宝宝最好的开始》为你提供孕期需要做出健康选择的信息。它可以作为你记录怀孕、产前检查以及生产经历详细资料的笔记。你可以在表格里收集怀孕期间所需要的信息，在每章最后的空格里可以列出你下次就诊的问题。记录身体的变化和感觉可以为下一次就诊，甚至数月或数年以后的就诊提供参考，也就是当你需要的时候，这个记录将会提供该时期的相关信息。

享受你的怀孕过程吧，期待与你的宝贝见面！

南·舒曼

目 录

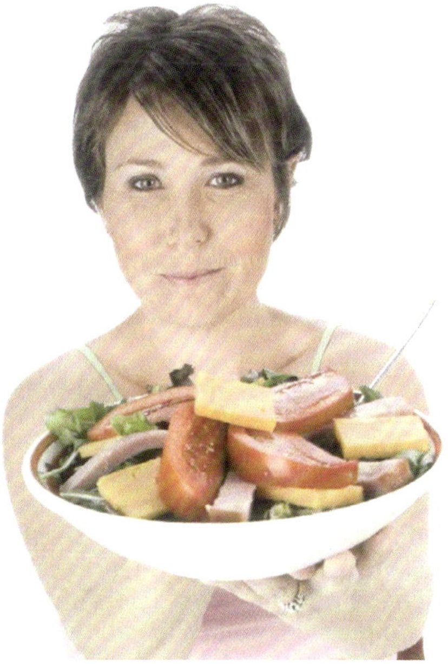

第 2 章 一个良好的开端：怀孕最初的 3 个月

第 3 章 稳固生产期：中期妊娠（怀孕第二个 3 个月）

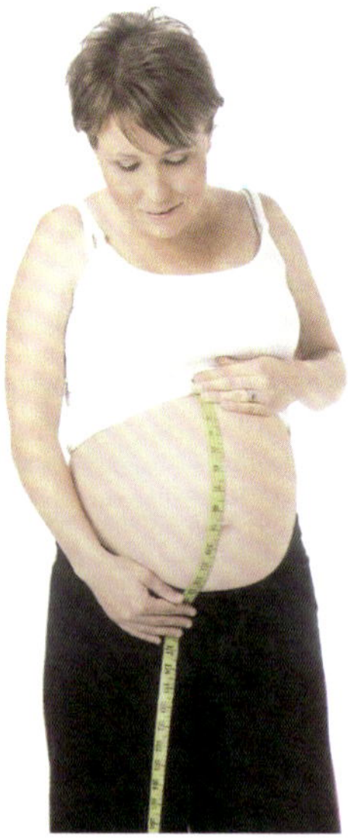

第 4 章 孕晚期：最后冲刺（妊娠的第三个 3 个月）

第 5 章 为宝宝的出生做准备

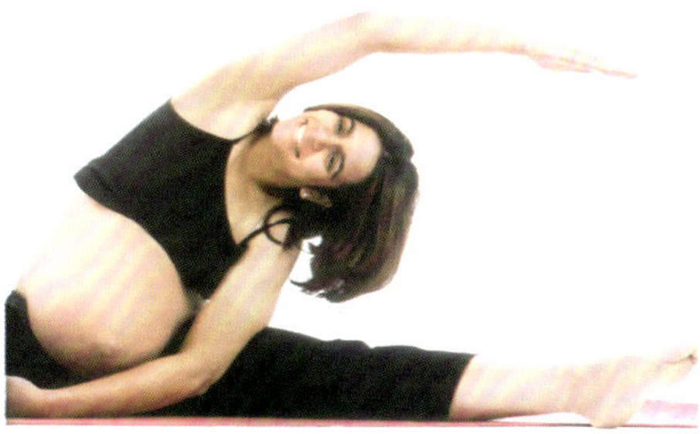

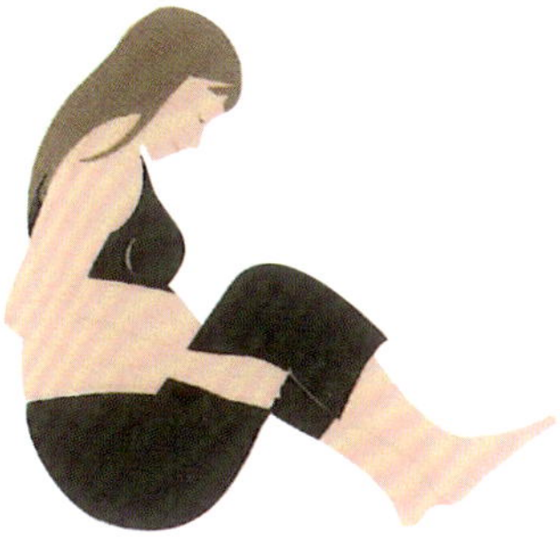

第 6 章 生产的时间到了

第 7 章 照顾好你自己

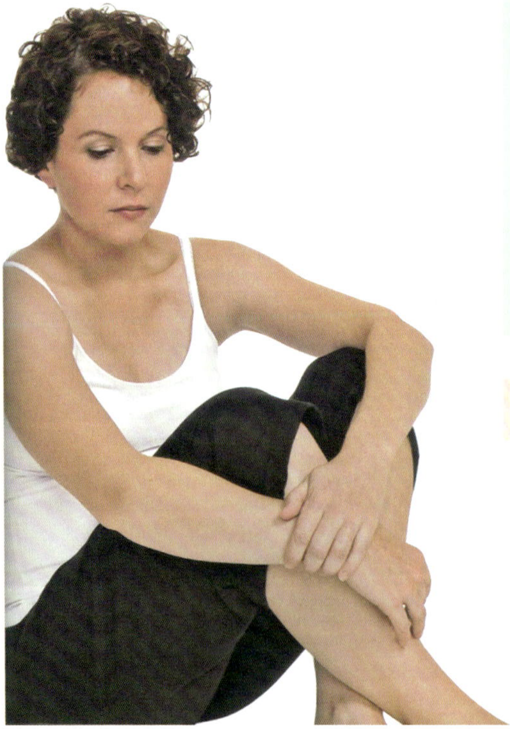

第 8 章 照顾新生儿

索引

第1章

做好健康怀孕计划

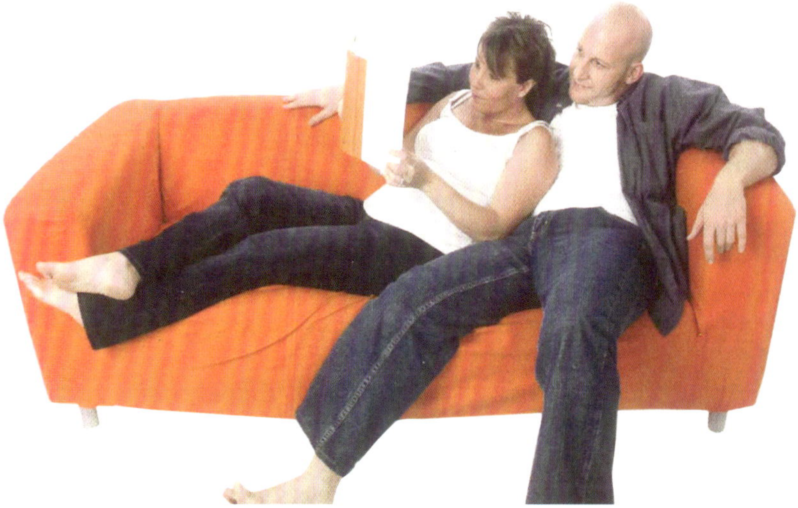

孕前：怀孕前的时间及早期妊娠，也就是怀孕后的前 3 个月，是做出健康选择的重要时机，会给你和你的宝宝一个健康的开始。

大多数女性都知道在怀孕后好好照顾自己和未出生的孩子是非常重要的，但是你可能没有意识到的是怀孕前你和配偶所做的健康选择对你和未出生的孩子一样重要。

如果性生活频繁，总是有机会怀孕的。大约一半的怀孕都是计划外的。如果你好好计划怀孕，充分了解你的身体将帮助你受孕，并且对你计划的健康怀孕也有帮助。

月经周期

几乎每个女人的月经周期(从上次月经的第一天到下一次月经的第一天)都会有轻微变化。平均时间为 28 天，一般为 21~36 天。随着年龄增长常常出现变化。

身体产生的激素控制着月经周期中出现的各种变化。激素促使卵巢中卵子发育成熟，并控制着成熟卵子释放到体内的时间(排卵)。一般在下一个周期的前 14 天开始排卵。

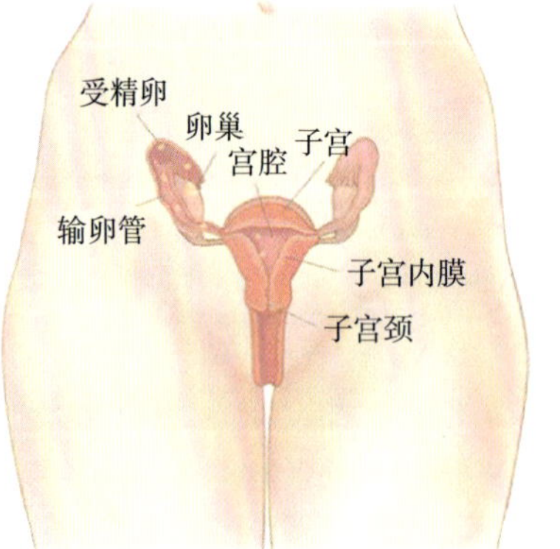

在这一章，我们将重点介绍以下几个内容：

- 在怀孕的早期阶段身体发生了哪些变化；
- 若要拥有一个健康孕期(在怀孕之前)和健康宝宝该如何做；
- 如何避免可能伤害到你和你的宝宝的危害。

生命起源于卵子

卵子会在女人月经周期的特定时间从卵巢中释放出来，这一过程叫作排卵。之后卵子开始继续运动，通过输卵管进入子宫。如果精子进入卵子就会发生受精，受精卵会变成胚胎，胚胎会立刻开始发育。

受精卵会继续向下运动，通过输卵管进入子宫，这一过程需要大概 7 天时间。一旦到达子宫，胚胎会黏附在子宫增厚的内膜上(子宫内膜），这一过程叫作着床。

在最初的 8 周，受精卵被称为胚胎。8 周后，直到分娩，胚胎被称为胎儿。

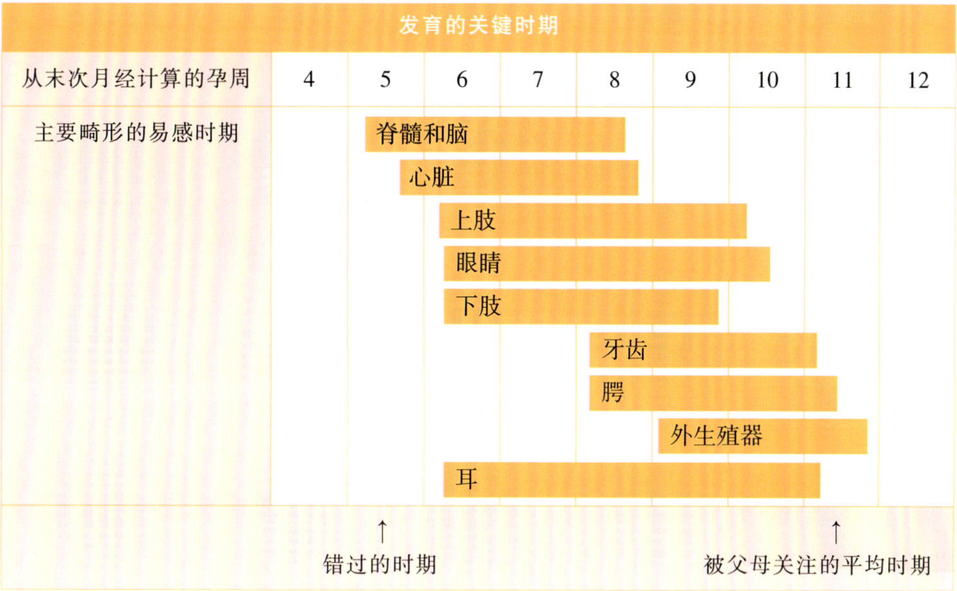

你的身体如何支撑新生命

在怀孕的 9 个月内，你的身体会为宝宝的生存和生长提供所需的一切。子宫保护着位于充满液体（羊水）的囊内的胎儿。胎儿所需的所有养分和氧气都来自胎盘，胎盘是在胚胎植入子宫的部位生成的。胎盘是由血管和组织组成的，它牢牢地附着在子宫内，在整个孕期都是必需的。

脐带是连接胎儿和胎盘以及胎儿和母亲之间的生命线。胎盘如同母亲和胎儿之间血液供应的场所。养分、氧气和保护性抗体通过胎盘从母亲的血液传递到宝宝的血液。在返回的途中，胎儿产生的废物通过胎儿血液进入母亲的血流并被母亲的器官清除。

怀孕前保持健康很重要

一个胎儿在孕期最可能受到危害的时期是很多女性还不知道自己怀孕的时期。这发生在怀孕后的第 17~56 天，或者是末次月经后的第 4~10 周。在这段时间，酒精（乙醇）、注射以及必需营养素的缺乏尤其是叶酸，会对胎儿造成严重的伤害。

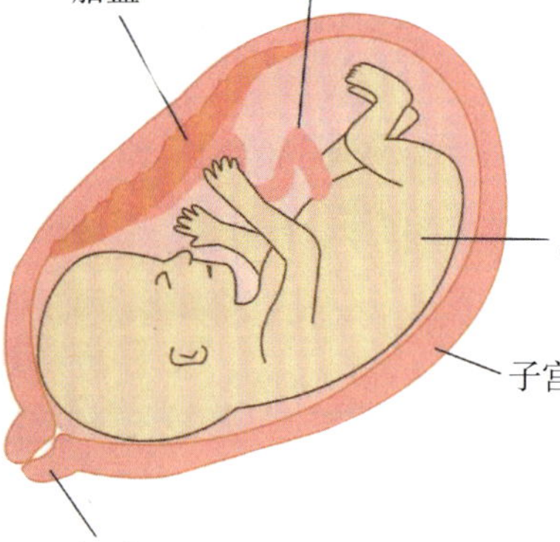

胎儿的环境

胎盘也产生激素，如雌激素和黄体酮。这些激素会造成孕期身体发生很多变化。最重要的激素之一，是只有胎盘才能产生的激素，即人绒毛膜促性腺激素（HCG）。当你做孕检时，检查结果会提示你的尿液或者血液中是否含有这一激素。如果有，就说明你怀孕了。

在怀孕前拜访保健医生

如果你是按照计划怀孕的，请向你的保健医生预约检查，这次拜访的目的是确保你的身体状况良好，并且你的生活方式足以支撑一个健康的宝宝。要如实回答以下问题：你的经历、家族史、药物治疗、饮食、既往怀孕的情况、性交情况，以及你所从事的工作。你的健康和宝宝的健康可能依赖于这些重要的信息。如果你身体健康，那么怀孕前你可能不必再次拜访你的保健医生。

你知道吗？

如果不采取避孕措施，约25%的女性在发生性关系后的一个月内会怀孕。

85%的女性一年内会怀孕。

85%的宝宝会在预产期前后一周内出生。

我没有必要提到那些，是吗？

当谈到母亲和宝宝的健康时，请直接并诚实地说出母亲的经历和生活方式。

你的保健团队需要统筹全局来帮助你规划一次健康的怀孕和分娩。

你有保健医生吗？

在孕期，规律的健康咨询非常重要。如果你住在农村或者偏远社区，那么你可能只能得到有限的产前照顾。现在就请联系当地健康中心、门诊或者服务机构讨论哪些是可用的。这么做会帮助你和你未来的宝宝尽可能获得最好的照顾。

拜访保健医生时的小窍门

每次你去拜访保健医生，请翻阅以下窍门。它们会帮你变得有条理并感到舒服。

- 就诊前，写下你的问题和你想分享的所有细节。请你的配偶、家庭成员或者朋友陪同前往。两个人总比一个人记得多。
- 就诊时，询问问题，如果你真的不懂医生说的内容，务必得到一个明确的答案，把内容记录下来并保存起来，或者请求陪同前去的人帮助你做记录。
- 在你结束拜访前，检查一下你是否问了所有列出来的问题，以及你是否理解保健医生所回答的内容。一定要知道接下来会发生什么，下一次就诊的时间，以及计划做的检查。一定要知道如果你有问题或者疑问的时候和谁联系。

了解怀孕

如果你打算增加家庭成员，那么这是一个好的时机去了解孕期会发生什么、如何准备孩子的出生，以及如何母乳喂养。了解怀孕常识的妇女更容易有一个积极的分娩体验。你的保健医生和产前培训课程是很好的信息来源，很多女性都说她们学到的内容有助于她们处理怀孕和分娩的各种情况。她们在这些经历中往往会感到很满足。

- 接受过产前培训的女性说她们分娩过程中需要的止疼药物较少，这说明她们的疼痛较轻或者她们更懂得如何处理分娩中的疼痛。
- 当女性知道导致早产的危险因素（见第 80 页）时，她们更容易将孕期持续到足月。

当你感觉疼的时候，请记住你在拥有健康怀孕和一个健康宝宝方面扮演着重要角色。规律的产前检查、保持自身健康和懂得相关情况是给你的宝宝一个健康开始的重要方法。

怀孕的早期信号

- 错过月经周期。
- 比平时感到更加疲惫。
- 胸部感到刺痛或变得柔软。
- 需要频繁排小便。
- 感到水肿。
- 感到恶心（孕吐）。
- 异常出血（不同于正常的月经周期）。

以上这些信号，结合错过的月经周期，提示你可能怀孕了（即使你用了可靠的避孕措施）。

35岁及以上的女性

大部分35岁以上的女性可以有一个健康的孕期和健康的宝宝。但是这个年龄段的女性怀孕时更容易遇到一些问题，可能需要特殊的预防措施。如果你在这个年龄阶段，那么你要注意以下事项：

- 可能需要更长的时间才能怀孕；
- 不能怀孕的概率更高；
- 怀双胞胎或者三胞胎(多胞胎)的概率更高；
- 流产的概率以及宝宝发生染色体异常的概率更高；
- 怀孕后合并糖尿病和高血压的概率更高；
- 剖宫产分娩的概率更高。

记住大部分宝宝生下来是健康的，这一点非常重要。随着妈妈年龄的增长，宝宝出现染色体问题的概率增加；精液的质量和男性生殖能力下降，也增加了后代出现遗传性疾病的风险。请咨询你的保健医生如何一起努力去拥有一次健康的怀孕。所有女性都可以进行染色体异常的检查。

怀孕和环境

大多数女性在怀孕后都知道好好照顾自己和未出生的孩子多么重要。但是你可能没有意识到的是，怀孕前你和你的配偶所做的健康选择对你和未出生的孩子一样重要。你应该知道的是，在怀孕的最初几周做的事情对胎儿的健康影响最大(在你错过的月经周期和你发现怀孕前)。

宝宝在两个独特的环境中生长。第一个是妈妈生存的外部环境。在这个环境中，我们希望包含各种物理因素，如清洁的空气、纯净的水、营养的食物以及家庭和社会的支持。但实际上这些因素多是不完美的，但是本书可以给你提供信息和建议来帮助你尽量创造最好的环境。

宝宝生长的第二个环境，就是位于子宫的内环境。这是一个昏暗的充满水的世界，就是在这里宝宝的发育悄悄地展开了。妈妈的健康同样重要，包括妈妈的营养状况、正在使用的物品、精神和情绪，以及她可能暴露的有毒物质。

了解受孕的环境如何影响妈妈的健康和将来下一代的健康是现代医学研究的

新领域。我们知道，从幸福感、化学药品、激素到药物都会对母亲的健康和她正常生长的宝宝产生影响。

在北美洲，孕期妇女至少暴露于 43 种不同的潜在有害的化学制品中。在空气、水和食品容器中都可以找到这些化学物质。它们通过不同的途径进入我们的身体，再进入宝宝体内。我们都知道毒物和环境会影响我们的孩子，所以保健医生推荐孕期环境要尽可能健康。

为了保证孩子有一个健康的开端，所有人都必须关注我们生存的世界，并提高对它的认识。我们必须了解它的独特风险并尽可能保护我们的健康。

以下是我们能够确保有利于健康孕期开始的内部和外部环境：

- 加强营养来促进健康；
- 仔细清洗水果和蔬菜，以去除残留的杀虫剂或者有机污染物，选择新鲜的或者冷冻的食品，尽量不要选择罐装食品；
- 避免已知的有毒物质，如酒精和烟草；
- 告诉保健医生你工作中可能暴露的有害物质；
- 在暴露于 X 线前通知你的医生或者牙医；
- 如果你的房子建于 1950 年以前，要测试水中铅的含量；
- 不要吃含汞的鱼类；
- 不要接触粗糙的化学清洁剂，尽量选择醋或者清洗碱，这些物质不会破坏环境而且价格便宜，经常用吸尘器去除粉尘污染；
- 你的情绪和精神健康也很重要。一个坚强有力的家庭和社区是宝贵的资源。如果你遭受抑郁或者生存环境不安全，可以请求帮助；
- 向你的保健医生询问清洁的空气和水的问题，如家中的空气和水中可能存在的有毒物质，包括霉菌；
- 呼吁各级代表做出改变来保护我们身边的水和空气。

如果你的性交活跃，怀孕的机会自然会多。几乎一半的怀孕不在计划之中，所以对于所有可能怀孕的女性来说，知道这些健康建议是有意义的。

如果你正在计划怀孕，那么了解你的身体有助于受孕，并且对健康怀孕也有帮助。

你的病史

既往的或者现在的健康问题都有可能影响你的怀孕结果。那些有严重疾病的女性(比如患有心脏病、糖尿病或者高血压)在孕期可能需要某一领域的专家进行特别的健康指导。超重的女性在怀孕早期就要进行糖尿病的相关检测。如果你患有癫痫,那么在怀孕之前要告诉神经科医生目前你正在服用的药物。有任何躯体的或者心理的健康问题最好在怀孕前去看医生,这样医生可以帮助你保持最好的健康状态,并且接受最安全的治疗。但是有50%的怀孕都是计划外的,所以下一个告诉你的医生的最佳时机就是你意识到自己怀孕的那一刻。

病史

核实所有健康问题和状况,列出做过的所有手术

- □ 麻醉药物的问题。
- □ 手术。

列出所有手术

____

- □ 在______年输血。
- □ 高胆固醇。
- □ 心脏问题。
- □ 高血压。
- □ 糖尿病。
- □ 腿上或者肺部有血块。
- □ 任何引起抽搐的疾病(如癫痫)。
- □ 需要药物治疗的严重感染。

列出所患的传染性疾病

____

- □ 心理健康问题的历史。
- □ 怀孕的问题。
- □ 过敏。

你是否拥有健康的体重?

如果一生中都拥有健康的体重,那么这将促进整体的健康水平,并且可降低患病的风险。但是每个人都是独特的。一个人的健康体重依赖于很多方面,每位女性都不一样。

对你和你的胎儿来说良好的健康不仅基于体重。其他方面,如良好的营养、规律的锻炼、良好的睡眠习惯和积极的态度,都会帮助你在怀孕期间降低发病风险,并保持良好的健康状态。

积极的生活态度对于健康也很重要。对于18~64岁这个年龄阶段的人来说,一周至少需要2.5小时中至高强度的有氧运动来保持长期的健康。在怀孕前做出改变将有助于你在孕期保持健康的饮食和良好的运动习惯。

加拿大的营养师有在线测量体质指数(BMI)的工具。它是基于身高和体重的快速健康筛查工具，可以在下面的网址找到：*www.dietitians.ca/Your-health/Assess- Yourself/Assess-Your-BMA/BMI-Adult.aspx*。

超重的风险：下面这些是你的保健医生要特别留意的

母亲的风险	宝宝的风险
不孕不育	死胎
流产	出生缺陷
早产(未足月)	需要留在医院(重症监护)
糖尿病	巨大儿(给分娩带来问题)
高血压	
需要剖宫产	

如果你正在计划怀孕，而且你意识到自己的体重超重或者过轻，你需要和保健医生或者注册营养师谈谈如何健康饮食。

药物和妊娠

几乎你服用的所有药物都可以通过胎盘进入正在生长发育的胎儿体内，包括处方药物和非处方药物。记住：你会和你的宝宝分享所有进入你体内的物质。

有些药物对成长中的宝宝是有害的。无论服用了哪些药物，在怀孕前一定要和你的健康顾问仔细回顾这些药物。这样保健医生才有机会在孕期帮你找到安全的替换药品。如果你可能怀孕了，最好选择更加安全的方式。在你试图受孕时或者在整个孕期最好不要使用非处方药，包括草本产品。男性暴露于有毒的化学物质也要特别注意，工作中的有害物质和消遣

我的家族史

列出所有直系亲属(例如你的父母、兄弟姐妹和孩子)是否患有下面这些疾病。

糖尿病：

____

____

任何由父母传给孩子的疾病(遗传性)：

____

____

高血压：

____

____

出生缺陷：

____

____

双胞胎、三胞胎或者多胞胎：

____

____

其他你想到的严重情况：

____

____

你服用哪些处方药、非处方药、中药或维生素？

成药、中药、维生素名称：

服用的量：

多久一次：

服用了多久：

成药、中药、维生素名称：

服用的量：

多久一次：

服用了多久：

性毒品会影响男性生殖能力。在你使用任何药物，包括草药、植物，或者在家庭治疗前，一定要询问你的保健医生。他们知道这些药物对妊娠期女性是否安全。

对于那些已知的有害药物，如果你服用过，那么尽量采取有效的避孕措施。那些已知的会引起损害的药物在怀孕的前几周服用同样有害，因为这一时期宝宝身体的主要系统正在形成中。如果处方药改变不了，在保证安全的情况下你的保健医生会降低剂量或者停用药物。

如果想要了解更多可能危害胎儿的有毒物质的情况，可以拨打电话 1-877-439-2744 联系多伦多儿童病院的 motherisk 计划的小组成员，或者访问他们的网站 *www.motherisk.org*。

免疫和感染

如果你正在计划怀孕，那么一定要查看你接种的疫苗是否是最新的。有些感染如风疹是可以预防的，如果发生会危害你未出生的宝宝。在怀孕前最好接种最新疫苗，并且至少超过 3 个月再受孕。如果你接种的疫苗不是最新的而你却怀孕了，那么请咨询你的保健医生。

如果你的工作、生活或者健康史使你很有可能接触过疾病，你的保健医生可能会建议你接种疫苗，比如乙肝疫苗。

下面网址可以获得加拿大政府有关于妊娠期和哺乳期妇女预防接种的信息：*www.healthycanadians.gc.ca/healthy-living-vie-saine/im-*

munization-immunization/pregnacy-grossesse/index-eng.php。

加拿大免疫局有一款 APP 可以帮助你轻松记录、存储和找到预防接种信息。想了解更多可以访问以下网站：*www.immunize.ca/en/app.aspx*。

孕期 HIV 感染免费救助（加拿大相关机构电话 1-888-246-5840）

母亲风险组织免费 HIV 健康在线为加拿大女性，家庭和保健医生提供孕期 HIV（人类免疫缺陷病毒）风险和治疗的私人建议。母亲风险组织也帮助全加拿大的 HIV 专家和社会团体一起努力评估不同 HIV 治疗的风险和安全性。

生活方式和性生活史

谈论你的性生活习惯可能会让你感到不舒服，保健医生询问这些问题的目的是帮助你减少对宝宝的危害。

如果性交时未使用安全套，尤其当你有一个以上的性伴侣时，你很有可能暴露于性传播疾病（STI）中，比如生殖器疱疹、生殖器疣、衣原体、淋病、梅毒或者 HIV 病毒。

STI 有一些可以治愈，有一些不能治愈。有些需要治疗以降低宝宝出生时被感染的风险：

- 基于你的生活方式和性交史，有些检查可以帮助你规划产前护理；
- 建议所有怀孕的妇女或者正在考虑怀孕的妇女做 HIV 测试。为什么这么做？因为目前有治疗方法可以降低宝宝从母亲那里感染 HIV 的风险；
- 有些疾病反复发作，比如生殖器疱疹和生殖器疣，她们仍有可能有一个正常的孕期。有些时候，特别是在临近宝宝出生的时候这些妈妈可能需要特殊护理。

想了解更多 STI 知识，请访问以下网站：*www.sexandu.ca*。

孕产史

你的保健医生会问你以前是否怀过孕，以及之前孕期、分娩、出生和产后有无问题。了解之前出现过的问题有助于保健医生预防将来可能出现的问题。尽可能把关于你健康的所有细节都告诉你的保健医生，这一点非常重要，这有助于你们

月经周期中你的身体如何变化

- 激素水平的上升改变了子宫内膜，为受孕做准备。
- 在下一个月经周期前14天卵巢会排出卵子(排卵)。
- 排卵的时候阴道分泌物更多也更干净。
- 排卵后你的体温会有几天升高。
- 排卵前你会感到下腹部轻微痉挛或者腹胀。

这个表格显示这位女性的最后一次月经的第一天为2月21号。

			1	2	3	4
5	6	7	8	9	10	11
12	13	14	15	16	17	18
19	20	㉑	㉒	㉓	㉔	㉕
26	27	28				

双方规划你可能需要的特殊护理。

记录你的生理周期

如果你现在还没有怀孕，现在是开始记录你的月经周期的好时机。

一个周期在月经的第一天开始，在下一个周期的第一天结束。然后一切又重新开始。你可以用日历来跟踪自己的周期。这样可以帮助你预测下一个周期，知道什么是正常的，计算出什么时间生殖能力最强(最容易受孕)。一旦你怀孕了，你的月经周期的相关内容有助于保健医生帮你计算预产期：预计宝宝出生的那一天。预产期和末次月经的时间，也会帮助你监测孕期胎儿生长发育的情况。

接近排卵时最容易受孕。因此，如果你希望怀孕，你和你的伴侣最好在这段时间进行性交。那么如何才能知道什么时候排卵呢？最简单的方法就是在你预测的下一次月

我之前怀孕过

	第一次	第二次	第三次
日期			
分娩地点(家庭，医院，分娩机构)			
分娩所用的时间			
分娩方式(自然分娩，产钳助产，剖宫产)			
出生年份			
男孩，女孩			
宝宝出生时体重			
其他妊娠情况(流产、治疗性流产)			

经周期开始前的第十四天。大多数女性不需要做其他事情来辅助怀孕，它是自然发生的。

如果你想在最佳时期确保怀孕，那么你要关注自己排卵时身体发生的变化。

如果我正在使用“药丸”“贴片”“环”会怎样？

如果你正在使用激素类的避孕措施，比如口服避孕药（药丸）、透皮贴剂（贴剂）或者阴道环，那么在你试图怀孕前至少应该有一次正常的月经周期。如果这段时间想避孕可以使用避孕套。如果你在服用激素类避孕药的时候怀孕了，要立刻停用药物。但是别担心，这对宝宝没有伤害。

其他避孕措施会怎样？

如果你使用注射式的避孕药，也就是注射药物到体内的避孕措施，那么至少要过 6 ~ 9 个月后再怀孕。当然在这几个月时间里你也有可能安全怀孕。

如果你使用杀精泡沫、凝胶、避孕套或者隔膜，那么在怀孕前不需要等一整个月经周期，你可以随时开始。

如果你正在使用宫内的避孕措施，在怀孕前要取出。在宫内节育器取出后，如果你试图怀孕，那么不需要等一个完整的月经周期。如果在有宫内节育器的情况下你怀疑自己可能怀孕了，那么请拜访你的保健医生并做孕检。如果你在带有宫内节育器的情况下确实怀孕了，那么请告诉你的保健医生以便确认是否是宫外（输卵管）孕，如果可能，要把节育器去掉。虽然在带有宫内节育器的情况下也有可能安全地怀孕，但是它有可能造成流产、感染或者早产。

我们来谈一谈营养

孕前良好的饮食可以帮助你的身体为满足将来宝宝发育所需的营养做准备，在怀孕前和孕期都要遵循加拿大膳食指南推荐的健康饮食（见第 16 ~ 17 页）。

- 它推广了品种繁多的每天必吃的营养食品。
- 它为各年龄阶段和人生阶段的妇女提供方法和建议，如孕期、哺乳期或者育龄期的女性。

营养测试

当你阅读以下项目时，请准确核对。

- □ 正在试图减重。
- □ 有时禁食或少吃一餐。
- □ 做剧烈运动。
- □ 体重太重了(超重)。
- □ 体重太轻了(超轻)。
- □ 有进食障碍。
- □ 食用的奶制品不够。
- □ 食物过敏。
- □ 素食主义者。
- □ 既往史：血中铁含量低(贫血)。
- □ 想要不止一个宝宝。
- □ 既往史：曾经分娩过低出生体重儿(低于2500g)。
- □ 不足18岁。
- □ 糖尿病。
- □ 严重的影响饮食的疾病。
- □ 感到压力很大，并影响了食物摄取。
- □ 有严重的呕吐现象。
- □ 没钱购买所需食物。
- □ 胆固醇高。
- □ 经常便秘(肠蠕动慢)。
- □ 不吃鱼。

如果你有上面任何一项，那么你可能有特殊的营养需求，请和你的保健医生商量。

如果从现在开始养成良好的饮食习惯，那么你就很容易在整个孕期保持健康的饮食习惯。对大多数健康女性来说，遵循饮食指南会确保你获得健康怀孕所需的足够的维生素、矿物质和其他营养物质。除了健康均衡的饮食，孕妇需要多吃几顿。避免孕妇长时间禁食(超过12小时)非常重要。对孕妇来说，最好的方法是每天吃三顿正餐和三顿加餐。对于育龄期女性，每天服用包括0.4mg叶酸在内的复合维生素非常重要，尤其是在怀孕前2~3个月。孕期妇女需要更多的铁，所以需要服用含有0.4mg叶酸和16~20mg铁在内的复合维生素。

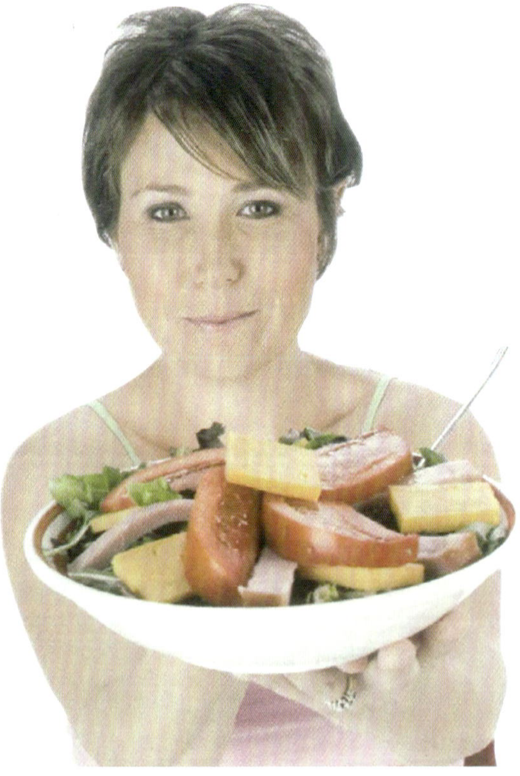

如果你有特殊的营养需求(见“营养测试”),告诉你的保健医生,他可能会建议你向专业营养师寻求帮助。

选择健康的饮食

“安大略正确饮食”组织有注册(专业)营养师撰写的可靠的营养知识。它会帮助你学会如何阅读和使用营养标签,同时也包含了为妊娠期妇女制作菜单的策划者。可访问网址:*www.eatrightontario.ca*。

不同的人需要不同数量的食物

每个人每天需要的食物数量(四类食物)是不同的,主要取决于年龄和性别。膳食指南推荐的数量只是一个人每天需要摄取食物总量的平均值。中期妊娠、晚期妊娠以及哺乳期的女性需要更多的热量。对大多数女性来说,这意味着除了膳食指南推荐的每日食物数量外,你需要额外加餐 2 ~ 3 次,任何食物种类都可以。对于大多数女性来说,早期妊娠不需要添加额外饮食。

如何才能获得额外的膳食指南食物?吃些点心或者把它们加到日常饮食中。例如,早餐时额外吃一块由两种膳食指南中食物制作的点心,或者膳食指南食物中的水果、蔬菜或者牛奶,或者在晚餐时额外加一杯牛奶或者其他食物。

我们有以下文字的加拿大膳食指南:阿拉伯文、汉文、英文、波斯文、法文、韩文、旁遮普文、俄文、西班牙文、塔加路文、泰米尔文和乌尔都文。也有土著居民、因纽特人和梅蒂斯人的膳食指南(见第 17 页)。

加拿大膳食指南推荐的健康饮食

膳食指南推荐的每日数量(19～50岁女性)

一份膳食指南饮食指的是什么?

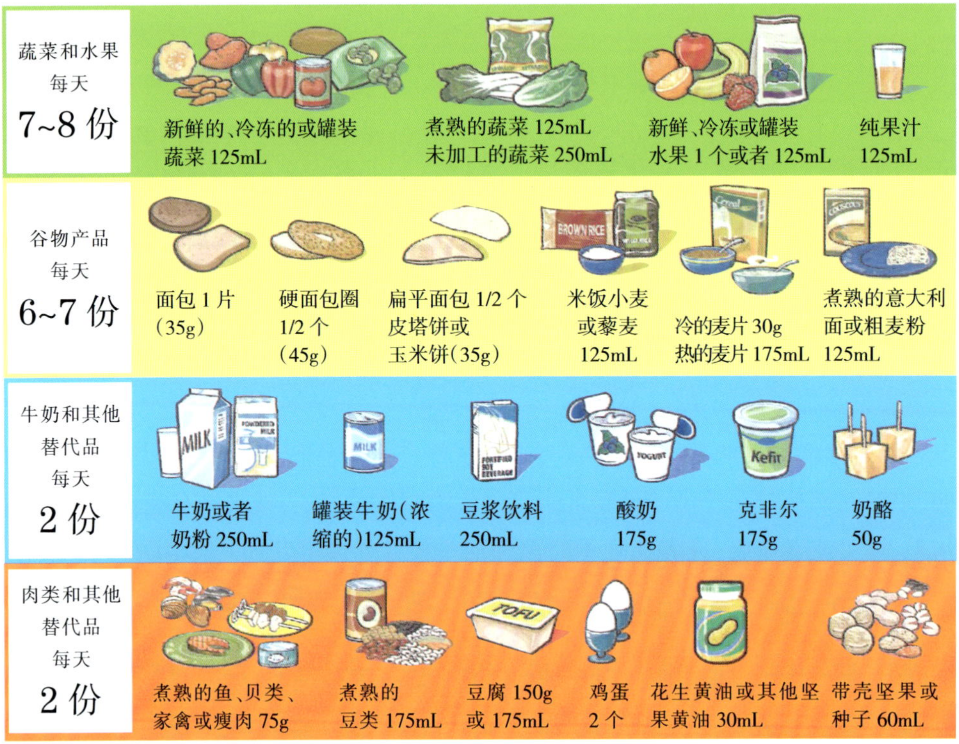

来源:Eating Well With Canada's Food Guide (2007), Health Canada. Reproduced with the permisson of the Minister of Public Works and Government Services Canada, 2011. www.hc-sc.gc.ca/fn-an/food-guide-alimen/index.eng.php.

加拿大膳食指南推荐的健康饮食：原住民、因纽特人和梅蒂斯人

膳食指南推荐的每日数量（青少年及成年女性）

一份膳食指南饮食指的是什么？

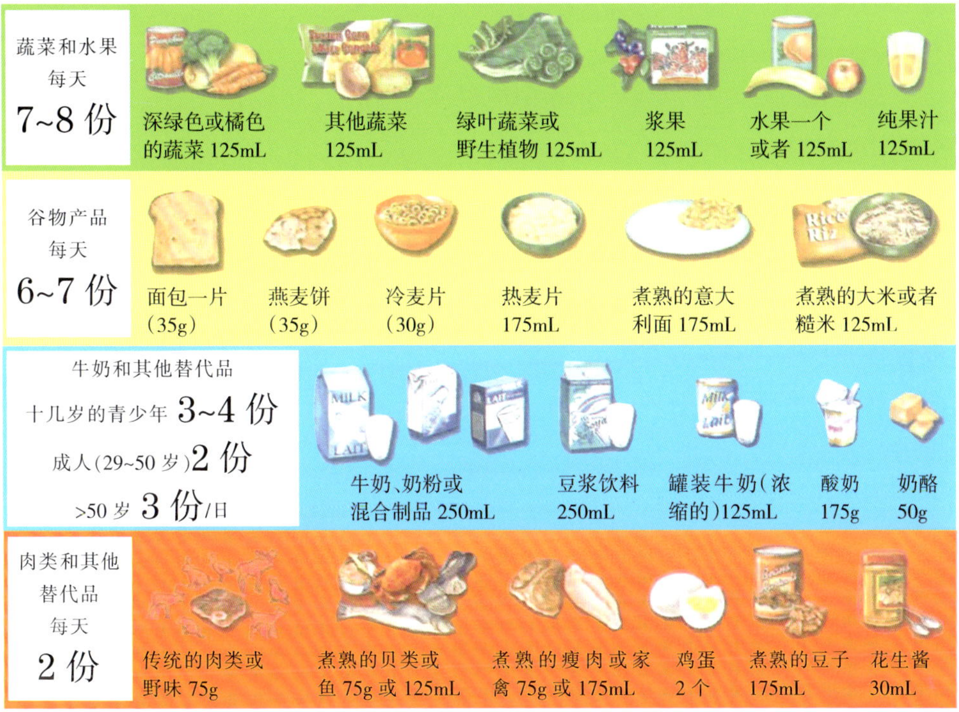
蔬菜和水果
每天
7~8 份
深绿色或橘色的蔬菜 125mL
其他蔬菜 125mL
绿叶蔬菜或野生植物 125mL
浆果 125mL
水果一个或者 125mL
纯果汁 125mL
谷物产品
每天
6~7 份
面包一片（35g）
燕麦饼（35g）
冷麦片（30g）
热麦片 175mL
煮熟的意大利面 175mL
煮熟的大米或者糙米 125mL
牛奶和其他替代品
十几岁的青少年 3~4 份
成人（29~50 岁）2 份
>50 岁 3 份/日
牛奶、奶粉或混合制品 250mL
豆浆饮料 250mL
罐装牛奶（浓缩的）125mL
酸奶 175g
奶酪 50g
肉类和其他替代品
每天
2 份
传统的肉类或野味 75g
煮熟的贝类或鱼 75g 或 125mL
煮熟的瘦肉或家禽 75g 或 175mL
鸡蛋 2 个
煮熟的豆子 175mL
花生酱 30mL

来源：Eating Well With Canada's Food Guide-First Nations, Inuit and Métos (2007), Health Canada. Reproduced with the permission of the Minister of Public Works and Government Services Canada, 2011. www.hc-sc.gc.ca/fn-an/food-guide-alimen/fnim-pnim/index.eng.php.

来自加拿大的健康指南

水果和蔬菜

每天至少吃一种深绿色（如西兰花或者菠菜）或橙色的蔬菜（如胡萝卜或者甘薯）。

尽量选择加工时少用或者不用脂肪、糖或者盐的蔬菜。享用时尽量蒸、烘烤、大火炒，不要油炸。

食用水果、蔬菜的频率要高于果汁。

计划怀孕的女性每天需服用含有0.4mg叶酸的复合维生素。

妊娠期女性每天需要含有0.4mg叶酸和16~20mg铁的复合维生素。

如果在饮食上花费太多

有些女性没有钱购买孕期自身和宝宝所需的食物。告诉你的保健医生或者联系当地（加拿大）公共卫生中心获取你所在社区的粮食计划信息。

加拿大政府为社区提供资金以供应孕妇所需食物。孕妇所在社区的计划或许能够提供孕妇所需的帮助。想了解更多产前营养计划，可以登录加拿大公共卫生机构网站：*www.phac-aspc.gc.ca/hp-ps/dca-dea/prog-ini/cpnp-pcnp/index-eng.php*。

谷物制品

保证你每日食用的谷物制品至少一半是全麦的，包括面包、意大利面、米饭、麦片（如大麦、燕麦和藜麦）。

享用全麦面包、燕麦粥或全麦意大利面。

选择脂肪、糖分和盐含量低的谷物产品。

阅读营养配方表，比较不同谷物制品，做出合理的选择。

牛奶及其替代品

每天喝500mL牛奶。

如果你不喝牛奶可以喝添加非乳制替代品的饮料。

阅读非乳制替代品饮料、酸奶和奶酪营养配方表，做出合理的选择。

肉类及其替代品

经常食用肉类及其替代品，如豆类、扁豆及豆腐等。

尽量选择制作时少添加或不添加脂肪或盐的瘦肉及其替代品。

削去能看到的肥肉或者去除家禽类的皮。尽量选择少加或不加油脂的烹饪方法，如烘、烤、水煮。

每周至少食用两次膳食指南饮食推荐的含汞低的鱼类(见第 20 页鱼类列表)。

不饱和脂肪

为了身体健康，每天要食用少量不饱和脂肪(30 ~ 45mL)，包括烹饪用的油、沙拉酱、人造奶油和蛋黄酱。不饱和植物油包括菜籽油、玉米油、亚麻籽油、橄榄油、花生油、大豆油和葵花籽油。

孕期避免或限制食用的食品

可能含有细菌的食物

含有细菌和寄生虫的食物对孕妇和未出生的孩子都是有风险的。李斯特菌病是一种少见但是非常严重的疾病，它可以造成流产、死胎、母亲患病以及新生儿严重疾病。

为了避免食源性的感染，孕妇应避免食用以下食物：

- 生海鲜，如寿司、生牡蛎、生蛤、生贻贝（由蔬菜或者煮熟的鱼肉做成的寿司可以食用）；
- 冷冻的烟熏海鲜；
- 未煮熟的肉类、家禽和海鲜(如从包装中直接取出来不再进一步加热的热狗；风干的肉类熟食，如腊肠、烤牛肉、火鸡胸

孕期避免或者限制食用的常见食品

酒精

- 不要饮用任何剂量任何种类的酒精饮料。

咖啡因

- 每天咖啡因的摄入量限制在 300mg 以内，据说这是 2~3 杯咖啡或 6 杯黑咖啡所含的咖啡因数量。碳酸饮料可能含有高剂量的咖啡因，所以最好阅读标签。巧克力含有少量的咖啡因。
- 不喝功能饮料。

草药或草药茶

- 有些茶适量饮用是安全的(每天 2~3 杯)。较好的如柑橘皮、生姜、柠檬、橘子皮、紫锥菊、薄荷、迷迭香、红树莓叶和玫瑰果。
- 不推荐使用草药补充剂。有些草药孕期服用不安全。
- 为了孕期安全最好检查所有草药成分。

人工甜味剂

- 含有人工甜味剂的产品不能替代营养丰富的食品，如果你正在使用，一定要适量。

肉;冷藏的肉酱;冷藏的烟熏海鲜和鱼类);

- 所有由生鸡蛋制成的食物(例如,自制的色拉调味汁、沙拉酱、小甜饼面包、蛋糕糊、酱汁、饮料,如自制的蛋奶酒);
- 生的或未经高温消毒的牛奶制品;
- 未经高温消毒或巴氏消毒的软奶酪,如布里和卡门奶酪;
- 未经高温消毒或巴氏消毒的半软奶酪,如哈瓦蒂干酪;
- 所有未经高温消毒或巴氏消毒的蓝纹奶酪;
- 未经消毒的果汁,如苹果汁;
- 生植物芽,如苜蓿苗。

生的或煮熟的肉类或禽类在冰箱中储存不要超过 2 ~ 3 天。未经加工的肉类要与其他食品分开储存。在处理完未经加工的肉类后要将手洗净,清洗炊具表面。在食用前要彻底清洗蔬菜(尤其是需要切的,或直接吃的蔬菜)。经常清洗可重复使用的购物袋。

关于鱼肉的要点

在怀孕期间鱼肉是特别重要的食物,因为它是蛋白质和 Ω–3 脂肪酸的来源。在孕期规律食用鱼肉对胎儿大脑和眼睛的正常发育至关重要。加拿大膳食指南推荐每周至少食用 150g 鱼肉(两种膳食指南的食物)。

某些种类的鱼肉比其他鱼肉含有更高的有益脂肪酸。含有高有益脂肪酸而汞含量低的鱼类和贝类包括凤尾鱼、毛鳞鱼、嘉鱼、鳕鱼、鲱鱼、大西洋青花鱼、胭脂鱼、青鳕(波士顿竹荚鱼)、三文鱼、银白鱼、虹鳟鱼、湖产银鱼、黑线鳕和沙丁鱼。

某些鱼肉可能比其他鱼肉含有更高水平的汞。汞可能会妨碍宝宝大脑发育。对于汞含量高的鱼类,每月食用不要超过 150g 或者不超过 2 份膳食指南推荐的食物。

正在准备怀孕的女性、妊娠期女性和哺乳期女性食用以下鱼类时每个月不要超过150g:新鲜或冷冻的金枪鱼、鲨鱼、旗鱼、马林鱼、罗

> 鱼肉有可能含有对孕妇有害的细菌。把鱼冷冻 4 天可以杀死寄生虫,但是可能无法杀死致病微生物,所以把鱼煮熟是孕期的安全之选。

非鱼和鲭鱼。

孕妇要限制罐装长鳍金枪鱼的摄入量，每周不要超过 300g。罐装长鳍金枪鱼也叫白金枪鱼，和罐装轻金枪鱼不同，罐装轻金枪鱼包含其他种类的金枪鱼，如鲣鱼、黄鳍金枪鱼和金枪鱼，这些鱼含汞比较少。

鱼类是蛋白质和 Ω–3 脂肪酸的良好来源。这两者对宝宝的生长发育很重要。详见 21 页侧栏，可以经常吃些鱼肉。

想了解更多加拿大鱼类含汞的情况可以访问网站：*www.hc–sc.gc.ca/fn–an/securit/chem–chim/environ/mercur/cons–adv–etud–eng.php*。

淡水鱼汞含量（当地渔业）是不同的。在食用一种特殊鱼类之前一定要查阅省和地方关于鱼类的通告，可以访问网站：*www.ec.gc.ca/mercure–mercury/default.asp?lang=En&n=DCBE5083–1*。

想要了解更多孕期避免食用的食物细节，可以访问加拿大政府健康与安全网站：*www.healthycanadians.ga.ca*。

其他重要的营养物

Ω–3 脂肪酸

这类脂肪是健康的（你和你的宝宝都需要），也是必需的，因为身体自身无法合成。你必须通过食物来获取 Ω–3 脂肪酸（参考侧栏列出的 Ω–3 脂肪酸食物来源）。Ω–3 脂肪酸对心脏、关节、心理健康都是有益的。它和胎盘良好的血流和生长中的宝宝密切相关，可能对预防早产也有帮助。对于生长发育中的宝宝，这些脂肪酸支持了大脑和神经系统的发育。它们还有助于改善宝宝的视力和皮肤。Ω–3 脂肪酸最好的来源是鱼肉。健康加拿大推荐妊娠期女性每周至少服用两次鱼类（每次 75g）。

Ω–3 脂肪酸食物来源

- 三文鱼及其他冷水鱼，如嘉鱼、鲱鱼、马鲛鱼、沙丁鱼和鳟鱼。
- Ω–3 强化蛋。
- 核桃油。
- 亚麻油。
- 植物油，如橄榄油、油菜籽油、大豆油和软质人造黄油（非氢化的）。

矿物质和维生素

我需要额外补充维生素吗?

正在准备怀孕的女性每天需要服用含有叶酸的复合维生素。妊娠期女性需要每天摄入含叶酸和铁的复合维生素。叶酸可以帮助宝宝生长,也可以预防某些出生缺陷(遵照加拿大膳食指南每天服用复合维生素,可以帮助你满足孕期的营养需求)。

维生素摄入过量的危害是什么?

摄入超过推荐剂量的维生素是有害的。例如,过量的维生素 A(每天超过 1 万 IU/3000 μg RAE(维生素活性当量)与出生缺陷有关。要确保每天不超过一片复合维生素。如果你对某种维生素有疑问,那么服用前请询问你的保健医生。你的保健医生会建议你询问专业营养师。

钙和维生素 D

妊娠期妇女和哺乳期妇女需要钙和维生素 D 来保持骨骼的健康。孕妇需要两者来构建宝宝的骨骼。每天推荐的钙摄入量为 1000 μg(中国推荐的剂量为 1000mg)。维生素 D 每天为 15 μg(600IU)。分次服用以及两餐之间服用有助于钙的吸收。

牛奶及其替代品如奶酪和酸奶在含钙食物列表中位于前列,同时它们含有的钙容易被身体吸收。牛奶和强化豆浆饮料含有丰富的维生素 D,会帮助你吸收钙质。请参考下文“钙的膳食来源”,找到其他富含钙质的食物。

如果女性一天摄入不足两杯牛奶或者强化豆浆,那么就有维生素缺乏的风险。如果你认为自己可能没有摄入足够的钙和维生素 D,请咨询你的保健医生或专业营养师询问如何添加维生素。

钙的膳食来源

来源	分量	钙含量(mg)
蔬菜和水果		
蔬菜		
羽衣甘蓝(冷冻的,煮熟的)	125mL(1/2 杯)	189
菠菜(冷冻的,煮熟的)	125mL(1/2 杯)	154

(待续)

（续表）

来源	分量	钙含量(mg)
水果		
橙汁(强化钙)	125mL(1/2 杯)	155
牛奶及其替代品		
脱脂奶	250mL(1 杯)	370
杏仁奶(强化钙)	250mL(1 杯)	最高 450
豆浆(强化钙)	250mL(1 杯)	321~324
巧克力奶(3.25%全脂,2%、1%脱脂)	250mL(1 杯)	291~322
干奶粉	24g(可冲成 250mL 牛奶)	302
奶酪		
瑞士格吕耶尔乳酪,低脂切德奶酪,玛苏里拉奶酪	50g	396~506
再制干酪切片(瑞士,切德,瑞士低脂)	50g	276~386
切德,科尔比,伊丹,豪达,玛苏里拉	50g	252~366
里科塔奶酪	125mL(1/2 杯)	269~356
松软干酪	250mL(1 杯)	146~217
杂类		
酸奶(原味)	175g(3/4 杯)	292~332
酸奶(添加水果)	175g(3/4 杯)	221~291
酸奶(大豆)	175g(3/4 杯)	206
豆浆	200mL	190
酸牛奶	175g(3/4 杯)	187
鱼		
沙丁鱼(大西洋产,带骨有油罐装)	75g	286
三文鱼(粉色/座头鲸,红色/红鲑,带骨罐装)	75g	179~208
鲭鱼,罐装	75g	181
沙丁鱼(太平洋产,带骨番茄汁罐装)	75g	180
风尾鱼(罐装)	75g	174
肉的替代品		
豆腐(用硫酸镁制作)	175g(3/4 杯)	234~347
其他		
羊奶或大米饮料(强化钙)	250mL(1 杯)	319~345
赤糖糊	15mL	179

来源:加拿大营养师,《钙的膳食来源》。

叶酸

叶酸是一种维生素，有助于预防神经管缺陷（NTD），也有助于预防其他出生缺陷。如果妇女在怀孕前以及怀孕最初几周每天服用含叶酸的复合维生素，那么她们的宝宝患NTD（影响宝宝的大脑和脊髓）的风险比较低。育龄期妇女每天都要服用含有0.4mg叶酸的复合维生素，尤其是在怀孕前2~3个月、孕期以及哺乳期间。

在怀孕的第三周和第四周如果宝宝的脊髓、颅骨和大脑发育异常可能会出现NTD。而这一时期很多女性可能都不知道自己怀孕了。

高危女性（见“叶酸测试”）可能需要服用更大剂量的叶酸才能受益。请和你的保健医生讨论这一问题。

叶酸和其他维生素对宝宝的健康和发育都很重要（见第21页“我需要额外补充维生素吗？”）。如果找不到或者买不到你所需要的维生素，可以告诉你的保健医生或保健护士。

叶酸测试

你在孕前和孕期需要额外的叶酸吗？核对列表中任何和你相符的情况。

- ☐ 患有癫痫。
- ☐ 贫血。
- ☐ 患糖尿病，需要注射胰岛素。
- ☐ 我或配偶之前的宝宝曾有出生缺陷（见第25页侧栏）。
- ☐ 我或者是配偶的近亲中，有人有出生缺陷
- ☐ 饮用酒精或者消遣性毒品（见第29~31页）。
- ☐ 每天饮食不健康（见第13页“我们来谈一谈营养”）。
- ☐ 我的BMI≥30（见第9页）。
- ☐ 吸烟。

如果你正在准备怀孕而有上述任何情况，那么你需要和你的保健医生谈一谈正确的叶酸摄取量。

叶酸的食物来源（基于一般分量）
叶酸的最佳来源（55μg或更多）
煮熟的豆子（蚕豆、四季豆、花豆、大豆和白豆）、鹰嘴豆、小扁豆
煮熟的菠菜、芦笋
长叶生菜
橙汁、罐装菠萝汁
葵花籽
叶酸的良好来源（33μg或者更多）
煮熟的利马豆、玉米、西蓝花、绿豌豆、甘蓝小包菜、甜菜
豆芽
橙子，蜜瓜，黑莓
树莓，鳄梨
小麦胚芽

（待续）

叶酸的食物来源(基于一般分量)(续)
叶酸其他来源(11μg 或者更多)
煮熟的胡萝卜、甜菜叶、甘薯、荷兰豆、夏南瓜或者冬南瓜、大头菜、卷心菜、绿豆
腰果,核桃
鸡蛋
草莓,香蕉,葡萄,哈密瓜
全麦面包或者白面包
早餐麦片
牛奶(所有类型)

在加拿大,所有白面、浓缩面团或玉米面制品中都添加了叶酸。

无麸质饮食的女性叶酸的摄入量可能会较低。

贫血和铁

血红蛋白是血中含有的物质。它携带氧气，从肺运输到身体其他部位和生长中的宝宝。孕期你需要更多的铁来维持血容量的增加和宝宝的生长。贫血意味着血中的血红蛋白含量低。在孕期,如果妇女体内铁水平低,那么可能会贫血。铁水平低会造成疲劳、婴儿低出生体重、早产以及孕妇和宝宝的其他并发症。

如果你正在服用含有 16～20mg 铁的复合维生素,那么在两餐之间服用更容易吸收。你的保健医生能帮助你决定适合你的维生素。

第 26 页侧栏“铁的饮食来源”可以帮助你找到富含铁的食物。动物来源的铁比植物来源的铁更容易被身体吸收。维生素 C 有助于铁的吸收。也就是说如果你吃煮鸡蛋(铁)的时候喝一杯橙汁(维生素 C),会帮助你的身体更好地

什么是出生缺陷?

出生缺陷是指孕期宝宝发育过程中出现的结构缺陷。以下因素可能会终身影响孩子:

- 神经管缺陷(脑和脊髓的问题);
- 面裂而影响口腔;
- 心脏结构缺陷;
- 肢体缺陷;
- 尿路异常。

我是否有贫血的风险?

核对列表中任何和你相符的情况:

- ☐ 既往被告知血红蛋白低或贫血;
- ☐ 在月经周期曾有大出血;
- ☐ 不吃红肉;
- ☐ 患有慢性病;
- ☐ 消化系统有问题,如腹腔或者肠道疾病;
- ☐ 非常瘦(超低体重);
- ☐ 本次怀孕与上次妊娠很接近,或有一个以上间隔比较短的孩子;
- ☐ 想要不止一个孩子。

如果你有上述情况，请告诉你的保健医生。

吸收铁。

你的保健医生也可以帮助你进行血液化验来检测你的血红蛋白水平是否正常(110～112g/L)。

碘

碘是血液中含量非常低的矿物质。碘用来合成甲状腺素。甲状腺素对肌肉骨骼发育非常重要,同时有助于营养物质的吸收。孕期身体需要额外的碘。碘的主要来源是加碘食盐。由于人们对加碘食盐摄入量低或者选择不加碘的盐，如海盐,因此低碘变得越来越普遍。在孕期你可以每天服用复合维生素来保证摄入足够的碘,以确保你的食盐是含碘的。

铁的饮食来源

(100g食物中含有铁的数量)

铁的最佳来源

动物肝脏。尽管肝脏是铁的最佳来源,但对于孕妇每两周的摄入量不要超过75g,因为肝脏中有高水平的维生素A。过量的维生素A可能造成出生缺陷。

铁的良好来源

牛肉(3.1~3.9mg),小牛肉(3.2~3.6mg),虾(2.1~3.4mg)。

铁的来源

赤糖糊 (15mL中含铁3.6mg),羊肉(2.0mg),深色家禽肉类(1.3mg),猪肉(1.1mg)。

铁的其他来源

蛋黄,豆类,豆腐,深绿色蔬菜(菠菜、西蓝花、豌豆),干果,富含铁的早餐麦片,南瓜子。

营养记录

用表格记录你一周的饮食情况。把你的饮食习惯和加拿大膳食指南推荐的健康饮食进行比较,用这个作为孕期饮食的指导。用x标记每天摄入的一份膳食。

	水果和蔬菜 7~8份	谷物制品 6~7份	牛奶及替代品 2份	肉及替代品 2份	加餐 2~3份 推荐给孕中期及孕晚期的孕妇
第一天					
第二天					
第三天					
第四天					
第五天					
第六天					
第七天					

素食者的饮食

精心策划的素食对孕期及哺乳期女性是健康的。需要多加注意蛋白的摄入。严格的素食主义者（素食者）需要格外注意身体对锌、铁、维生素 B_{12}、Ω-3 脂肪酸的需求。

锻炼

女性如果孕前身体健康，那么孕期周身疼痛的可能性就低一些。你不需要成为运动员。定期运动（如散步、游泳、瑜伽等）会让你的体重和整体幸福感有所不同。

如果你已经坚持运动了 6 个月，那么问一下你是否能够安全地继续你的运动或锻炼。当进入孕期的下一阶段，你的身体会自然地发生变化，由于关节松弛和体重的变化你可能感到轻微的周身疼痛。最好每 3 个月改变一次你的训练计划以减少跌倒的风险。关于如何限制高冲击的运动你需要询问你的保健医生。某些高风险的运动（如戴呼吸器潜水）是不推荐的。

如果你之前不运动，现在想开始运动，那么一定要"慢慢开始，慢慢加量"。锻炼对你和你的宝宝都有好处，对绝大多数孕妇都是推荐的。孕妇可以尝试规律地快步走、游泳、力量训练，也可以进行其他增强心肺功能和强化肌肉力量的运动。如果你刚怀孕时不经常运动，那么等到孕中期就开始运动吧。在第 2 章你会读到更多关于孕期运动的内容。

工作场所

正在计划怀孕的妇女如果她们工作时不得不接触化学物品、溶剂、烟雾和放射性物质，那么必须严格遵守安全守则。如果你已经怀

为什么要戒烟

- 宝宝可以获得更多的氧气。
- 宝宝出生后患呼吸系统疾病的可能性更低。
- 宝宝出生后体重正常的概率更高。
- 宝宝不易早产。
- 宝宝生长发育正常的可能性更大。
- 我可以更畅快地呼吸，更有活力。
- 可以省钱。
- 为自己和宝宝做出健康的选择会让我感觉很棒。

孕，保健医生会建议你尽量不要接触这些有害物质。

如果想了解更多在工作中和居家有暴露风险的详细内容可以访问网站：*www.motherisk.org*。

你能戒烟

为什么戒烟？

- 我想孕期保持最佳状态。
- 我希望我的宝宝尽可能健康。
- 我的宝宝有可能暴露于烟草中含有的有害物质之中。
- 烟草中含有的一氧化碳会增加宝宝出生缺陷的风险。

如何戒烟？

- 向我的保健医生寻求帮助，他会带我找到有助于我戒烟的特殊计划。
- 询问关于适当使用尼古丁替代品（如口香糖、吸入器）来帮助我克服症状和烟瘾。
- 我将改变一些习惯（行为模型），并且了解更多焦虑和紧张的知识，这将有助于我抵制香烟的诱惑。

我身边的人呢？

- 会请求他人不要在我周围吸烟。
- 外出时会尽量去无烟区。

轮班工作、高强度体力工作、超长工作时间、通勤时间过长都会增加流产的机会以及宝宝低出生体重和早产的机会。在第3章中，你可以看到如何定义孕期高强度体力工作（剧烈的）的相关内容。

雇主有义务提供包括哺乳期及孕期相关的条件及环境。可以访问加拿大人权委员会网站获取更多相关信息（*www.chrc-ccdp.ga.ca/ eng/ content/policy-and-best-practices-page-1*）。

吸烟

孕期吸烟的危害众所周知。香烟烟雾中有上千种复合物，包括砷、甲醛和一氧化碳。吸烟可以导致宝宝低出生体重或者早产。大量证据表明，二手烟对婴幼儿和儿童有害。如果你或者你的伴侣吸烟，即将为人父母的最佳选择就是立刻戒烟。戒烟是改善你和宝宝健康状况所采取的最重要的一步。

如果你已经怀孕了但还在吸烟，一些尼古丁替代治疗的辅助设备，如贴片、吸入器和口香糖，可以帮助你克服症状和吸烟的欲望，这样能增加戒烟成功的概率。这些在孕期使用是安全的，但是剂量需要大一点。尼古丁在孕期中新陈代谢更快，因此吸烟的欲望会更强。使用尼古丁替代方式比吸烟对于你和你的宝宝来说更安全。和你的保健医生谈一谈以了解更多相关知识。电子烟没有做过孕期测试。

咨询保健医生了解更多关于戒烟的方式和治疗方法。如果你在怀孕第 16 周之前戒烟，那么宝宝早产或者低出生体重的概率会大大降低。早产或者低出生体重面临其他健康问题，出现睡眠和进食问题的可能性更大，更容易生病，甚至可能会有长期的健康问题。如果你正在计划怀孕，最好的办法就是在怀孕前戒烟。这样做，可以最大限度地保证宝宝的健康。然而要记住，无论何时戒烟，即便是孩子出生后戒烟对健康也是有益的。

有很多方法可以帮助戒烟。孕妇网站(*www.pregnets.org*)上有最新的关于孕妇和产后妇女戒烟的实践，有匿名的在线讨论董事会以及戒烟或者减少吸烟的个性化设计。另一个好办法就是"加拿大癌症协会吸烟者"热线，拨打电话 1-877-513-5333 联系戒烟教练，或者访问"吸烟者热线服务在线"，网址：*www.smokershelpline.ca/how-to-get-help*。

酒精

如果酒精是你生活方式的一部分，那么问问自己是否能够依靠自己的力量或者借助别人的帮助来做一些健康的改变。酒精和毒品既会增加非计划怀孕的风险，也会影响你和宝宝的健康。

我们生活在这样一个社会，能够做出那样的选择感觉很难。很多女性知道其危害，但是仍然继续饮酒或者使用娱乐性药品，因为担心家人或者朋友会施加压力而不让家人或者朋友知道自己怀孕。如果你有这样的压力是有办法解决的。

由于对发育期宝宝有潜在的严重的健康危害，建议已经怀孕或者准备怀孕的女性不要饮用任何含酒精的饮料。

- 在孕期，酒精没有已知的安全剂量。
- 在孕期，没有安全的酒精种类。
- 在孕期，酒精没有安全的饮用时间。
- 孕妇饮酒越多，对宝宝的风险越大。

双重麻烦

戒烟不容易，在孕期戒烟尤其艰苦。孕妇更快地代谢香烟中的尼古丁，意味着烟瘾更强，想要抵制吸烟更难。怀孕前戒烟相对容易些。如果你怀孕了并且有烟瘾，而你想要减少吸烟或者戒烟，那么有很多办法可供使用。

酒精可以引起发育期宝宝严重的脑损伤和其他健康危害。这些影响将持续一生。宝宝可能会出现学习时记忆困难、生长发育迟缓、社交障碍和出生缺陷等状况。

孕妇饮酒的危害到底有多大？这取决于很多因素，如孕妇自身的健康状况，孕妇和发育期宝宝的复杂的相互作用，孕妇的饮酒量和饮酒时间。如果你想怀孕或者已经怀孕，最安全的选择就是完全不喝酒。孕期即使是低或者中等水平的酒精对胎儿都是有害的，可能造成一生的影响。

你有饮酒问题吗？

要喝多少酒才能让你感受到最初的效果？(怀孕前)______(大于等于3得2分)

在过去几年你的好朋友或家人是否担心过或抱怨过你喝酒的事情？______(是的得2分)

有时候你会不会早晨一起床就喝杯酒？______(是的得1分)

你的家人或朋友有没有告诉你，在你喝酒的时候做的事情或说的话，你自己不记得了？

______

(是的得1分)

你会不会觉得有时候需要减少饮酒量？______(是的得1分)

含酒精的任何种类饮料对宝宝都是有害的，如果你的得分是2或者更高，那么你需要额外的帮助来戒酒。请和你的保健医生进行探讨。

来源：*Russell M. New assessment tools for risk drinking pregnancy: TWEAK. Alcohol Health and Research World,1994;18(1)55-61.*

酒精对我的宝宝是有害的

胎儿酒精谱系障碍(FASD)是用来描述孕期母亲饮酒引起的残疾和诊断的术语。生活中有FASD的人可能出现下面从轻微到严重的各种情况：

- 学习障碍，尤其是数学概念方面；
- 他们对行为的后果理解有困难；
- 心理健康问题；
- 身体上的残疾，如肾脏或者内脏的问题；
- 骨骼畸形。

对于FASD没有治疗的办法。FASD将跟随一生，因此早期干预是尽可能减少其相关残疾的关键。有FASD的人可能一生都需要持续的支持来应对生活中的难题。

访问网址以获取更多相关信息：*www.hc-*

sc.gc.ca/hl-vs/iyh-vsv/diseases-maladies /fasd-etcaf-eng.php。

大麻

使用大麻会影响孕期宝宝的生长发育和宝宝出生后的健康。孕期使用大麻会导致宝宝孕期生长迟缓和低出生体重。证据复杂，但是大剂量应用会造成更严重的损害。

其他药物

孕期任何时间使用药物都有可能对发育中的宝宝造成损害。药物对成人是有害的，它们可能影响宝宝生长发育的早期阶段，对宝宝的健康产生长久的影响，可以持续到儿童早期或之后。很难识别单一因素对宝宝健康的影响，因为多数药物都是同时服用的。

孕期服用非法药物会引起医学并发症，引起早期流产、胎盘早剥、宝宝生长的问题、高血压、死胎、早产和产后出血等。

对胎儿的影响主要取决于药物经过胎盘进入血流的情况。

如果你正在使用药物，那么在怀孕期请寻求帮助。如果你在使用药物的过程中怀孕了，务必告诉你的保健医生，他可以帮你获得戒掉药物的方法。

关于更多 FASD 的相关信息

药物滥用加拿大中心

电话：1-613-235-4048

网址：*www.ccsa.ca*

酒精和药物滥用母亲风险

电话：1-877-327-4636

网址：*www.motherisk.org*

不，谢谢，

我的宝宝太小不能喝酒！

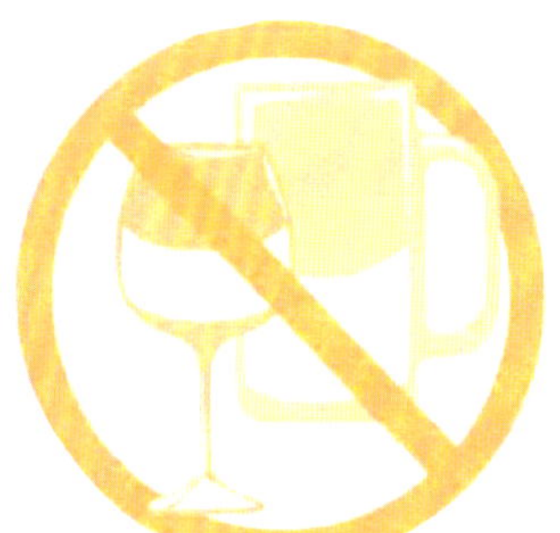

我的孕期旅程：孕前健康

营养测试

遵照加拿大膳食指南：是 / 否　　饮食中有足够的钙质：是 / 否

服用叶酸：是 / 否　　饮食中有足够的铁：是 / 否

饮食中有维生素 C、维生素 D、锌、镁和 Ω-3 脂肪酸：是 / 否

跟进我的孕期检查

日期：________

血压：________

体重：________

需要和保健医生讨论的事情

- □ 体重。
- □ 从事的工作。
- □ 戒烟。
- □ 酒精和毒品。
- □ 病史。
- □ 家族史。
- □ 锻炼。
- □ 其他担心的问题。

如果以上任何问题你的答案是“否”，回顾一下本章的内容，并和你的保健医生聊一聊。

我的待办事情清单

第2章

一个良好的开端：怀孕最初的3个月

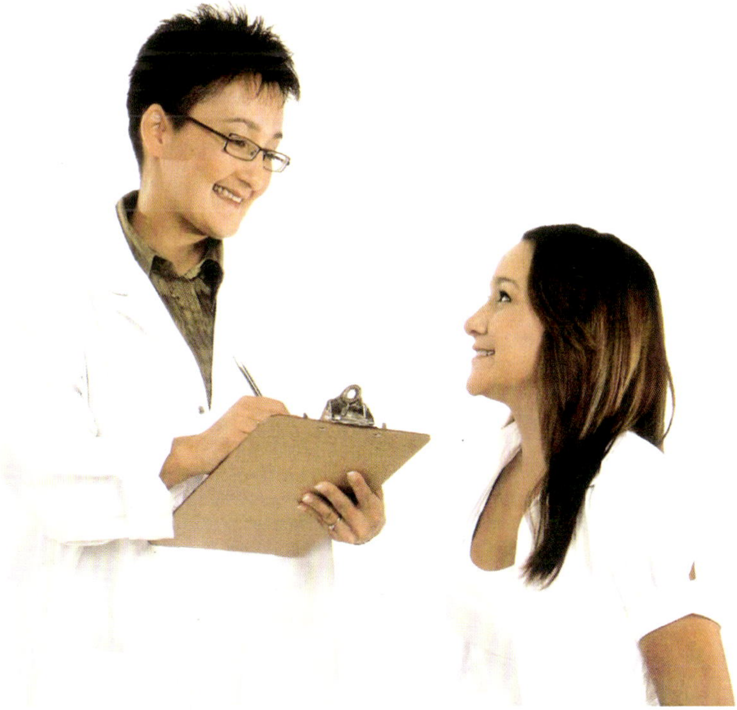

第一个 3 个月是你和你的宝宝经历变化最大的一个时期。在最初的 13 周期间，你的宝宝从一个单细胞长成一个小生命。同时，你会注意到你的身体发生了惊人的变化，尤其当你第一次怀孕的时候。

发现怀孕可能是你一生中最激动人心的时刻，尤其是你计划并希望怀孕已经有一段时间了。但是怀孕的第一周可能会让你喜忧参半：我的身体发生了什么变化？如果我的宝宝出现问题怎么办？未来 9 个月我会一直有这样的感受吗？

你可能有很多疑问，感到有些焦虑是非常正常的，你的健康团队会帮助你找到答案。他们也会建议你做一些关于你和你生长中的宝宝的一些测试。

为了帮助你做好准备，这一章覆盖很多领域，会介绍产前护理常规，解读保健医生对你进行的一些测试，并告诉你身体的一些变化。你也能学到更多健康孕期出现的常见体验，如孕吐；找到常见问题的答案，如自己的性生活会发生怎样的变化。不管你和你的宝宝有何种被虐待的风险，你都能找到相关求助信息。也有关于产前的课程和锻炼信息等。

在本章的最后，有一些话题的讨论，这些话题可能是你不愿意思考的，如流产。后面章节中我们涉及的多数内容都是为了帮助孕妇降低风险。虽然你努力保证孕期健康，但有时候事情不像我们想象的那么简单，因此我们会讲述如果怀孕进展不顺利会发生什么。

3 个月是什么意思？

通常把整个孕期划分为 3 个阶段，每个阶段 3 个月。从怀孕之日起开始计数。

- 第一个 3 个月从怀孕开始到怀孕第 13 周。
- 第二个 3 个月从怀孕第 14 周到大约 25 周或 26 周。
- 第三个 3 个月从怀孕 26 周到宝宝出生。

通过使用本书，你将尽可能多地了解孕期自己和宝宝将发生的各种状况，会是一个良好的开端。本书会帮助你在你和宝宝的健康、营养和生活方式方面做出正确的选择。

你变化着的身体

在第一个 3 个月，你的身体会经历巨大的变化。到第 13 周结束的时候，怀孕的感觉不会那么强烈，你会感觉有些不一样。

在这一阶段，孕期激素在你的体内几乎引起了所有变化。前面我们提过胎盘，胎盘是长在子宫内部的一个小器官，为宝宝提供养分。

它也能产生激素，来帮助你的身体支撑宝宝的需要。这一过程是复杂的，需要消耗很多能量。这是你在刚怀孕的前几个月觉得疲惫的原因之一。

你身体发生的变化可能别人看不出来。你可能没有注意到你的子宫正在慢慢增大——从梨长到哈密瓜那么大。乳腺也在发育，你会感到乳房又胀又沉，而且特别敏感。你的心脏需要更努力地工作，为生长中的胎盘提供血液供应，为你的宝宝提供氧气和养分。你可能会更加注意自己的呼吸。由于激素水平的变化你可能感觉喘不上气来。月经周期将停止。如果孕期有出血，要立刻咨询保健医生。

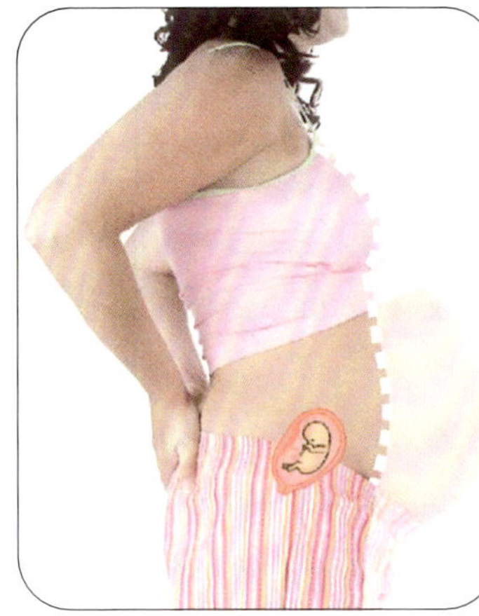

第一个 3 个月

你增长着的体重

在第一个 3 个月结束的时候，胎儿大约 9cm 长，48g 重。因为宝宝太小了，所以有足够的空间自由活动。虽然你的宝宝很活跃，但是得到后面你才能感受到。

宝宝的身体即将完全形成，但是还需要一段时间来增加体重和发育成熟。在第 13 周，手指和脚趾也形成了。骨骼大部分是柔软的（软骨结构），但是开始逐渐变硬。与身体其他部位相比，头还是显得很大。在颌骨可以看到 32 个牙蕾的迹象。心脏每分钟跳动 140 次左右。

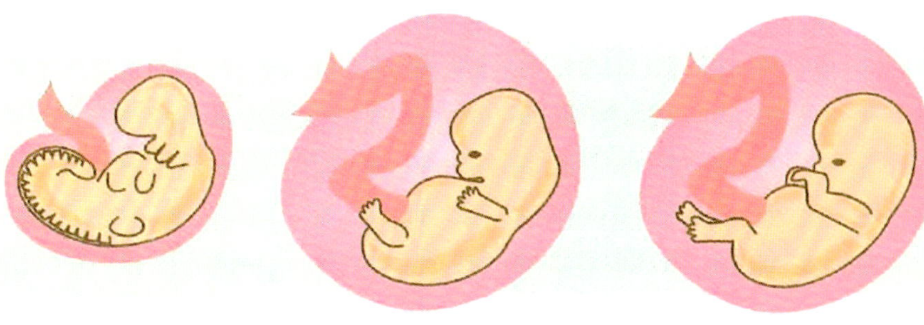

在怀孕最初 8 周胚胎迅速发育

选择一个保健医生

产前护理由不同的保健医生提供,包括妇产科医生、家庭医生、注册助产士和从业护士。

上述保健医生提供的常规产前护理是由政府健康计划支付的(加拿大)。有一个你能信任的并且感觉舒服的保健医生很重要。

大多数怀孕都是健康的。这意味着妈妈是健康的,宝宝发育也正常。如果出现危险因素,那么在孕期你可能要多加注意并做特殊的医疗保健。

母亲的健康问题,如糖尿病和高血压,以及妊娠本身的问题,会使宝宝生长迟缓等风险增加。

家庭医生、注册助产士和从业护士接受训练照顾正常的或低风险的孕妇,他们知道如何识别和处理一些并发症。产科医生或妇科医生是专科医生,他们可以常规照顾健康的孕妇,但是他们接受过关于妊娠和分娩以及手术操作,如剖宫产的特殊训练。有时候家庭医生,尤其是在农村工作的家庭医生也接受过剖宫产的特殊训练。

所有这些卫生保健专业人员都能够照顾健康的或者低风险的孕妇。有时候需要转诊给产科医生寻求意见和照顾,但是大多时候,产科医生会作为团队中的一员和你、你的家庭医生以及助产士一起工作。

预约

在一些地区,如果你住的非常偏远,为了某些特殊的医疗保健你需要赶往市内的医疗中心,你可以申请政府的旅行补助。要询问你的保健医生这项对你是否适用。

一些土著居民和因纽特人可以获得健康加拿大非保险保健福利项目,来帮助他们支付孕期和分娩过程中产生的医疗交通费用和医疗保健费用。想了解更多关于该项目的情况,可以联系当地非保险保健福利办公室或者访问他们的网站:*www.hs-sc.gc.ca/fniah-spnia/nihb-ssna/index-eng.php*。

第一次怀孕就诊

一旦意识到怀孕你就需要预约第一次就诊。在怀孕早期的 3 个月,至少每 4 周拜访一次你的保健医生。孕 30 周以后,需要增加到每 2~3 周拜访一次。孕 36 周以后直到分娩,你需要每 1～2 周拜访一次你的保健医生。

产前第一次拜访

一旦你确定怀孕就应该预约第一次产前检查。第一次产前检查可能要做一个全面的检查。全面检查包括是否怀孕，以及内诊检查生殖器和产道的情况。

你可能会被要求提供关于你的病史、分娩和怀孕的详细情况，你还会被问及预防接种是否是最新的。如果你在打算怀孕的时候拜访过你的保健医生，那么这次他会回顾你们当时讨论的一些关于健康的问题。这次检查的时候，你的保健医生也会帮你计算预产期。一般通过你的末次月经的第一天可以计算出来。因此如果你知道末次月经的确切日期对你会有帮助。

你的保健医生知道充分了解妊娠和发育中的宝宝对你来说有多重要。同时这也是讨论如何为母乳喂养做准备的好时机。产前检查不可能覆盖每个项目。因此，读书比如这本手册或上产前辅导班是非常有帮助的。

什么是预产期

你的预产期：从你末次月经的第一天数 9 个月再加 7 天。对于月经规律的妇女来说，这个简单的方法却出奇的准确。但是超声是计算预产期最准确的方法。

大约 85% 的宝宝在预产期 1 周左右出生。

关于体重增长

孕期体重增长是肯定的。它支撑着胎儿和胎盘的生长以及身体出现的变化，如血容量和体液的增加，乳房体积增大和脂肪的储积。体重和脂肪对大多数妇女都是敏感的话题。孕期目标很简单：无论从何体重开始都要接受并逐步适应它，这样你才可能有个最健康的孕期，你的宝宝才会有个最健康的开始。

孕期体重增长的数值取决于怀孕前你的 BMI（见第 30 页）。保健医生会根据你的身高和体重计算你的 BMI，并告诉你是否超重、体重过轻还是理想体重。你可以用下面公式计算你的 BMI：BMI= 体重（kg）/ 身高（m）^{2}。BMI 分类适用于 18 岁以下人群、孕妇和哺乳期女性。在最初 3 个月体重增长缓慢。大部分体重增长发生在孕中期和孕晚期。体重匀速增长是健康妊娠的一个标志。如果你每周体重增长超过 0.4kg 或者远远少于这个数，那么你要告诉你的保健医生。

加拿大营养学家有在线测量 BMI 的工具，网址如下：*www.dietitians.ca/your-health/*

Assess-Yourself/Assess-Your-BMI/BMI-Adult.aspx。

孕期可以增长多少体重?				
孕前 BMI	孕中期和孕晚期体重增长的平均速度		推荐的体重增长总数	
	kg/周	磅/周	kg	磅
BMI<18.5	0.5	1	12.5~18	28~40
BMI 18.5~24.9	0.4	1	11.5~16	25~35
BMI 18.5~24.9	0.3	0.6	7~11.5	15~25
BMI≥30	0.2	0.4	5~9	11~20
BMI>35 的孕妇适宜的体重增长数量需要咨询保健医生。 来源:*J Obstet Gynaecol Can* 2016; 38(6)508e 554.				

体重增长过多的孕妇,胎儿容易超重,孕期出现并发症的风险也会增加,如妊娠期糖尿病和先兆子痫。但是孕期体重增长不足也是问题,尤其是处于生长发育期的年轻女性。

如果孕期你的体重增长超过了推荐的数量,建议不要在孕期减肥。尽量在分娩前达到保健医生推荐的每周体重增长目标。

满足你的能量需求

孕妇孕早期不需要额外增加热量摄入,但是在孕中期和孕晚期需要多摄入一些。虽然你不想吃两个人的饭,但是要满足营养需要,比较理想的是增加 2~3 份膳食指南推荐的饮食。1 份健康的加餐至少包含 4 类食物中的 2 种(例如,半个三明治;用火鸡肉配番茄,由全麦面包制作;一杯牛奶)。

如果想了解更多关于增长的体重如何支撑你的宝宝,可以访问健康网站:*www.hc-sc.gc.ca/fn-an/nutrition/prenatal/hwgdp-ppspg-eng.php*(加拿大)。

想要了解更多孕期营养的信息可以参考第 1 章。

关于维生素补充

孕前和孕中都要服用复合维生素。

如果你还没有服用含有铁剂和叶酸的复合维生素,那么现在就赶快开始服用吧。每日复合维生素提供重要维生素和矿物质,包括叶酸和铁。服用保健医生推荐的维生素,这一点非常重要。核对你的维生素标签确保含有保健医生推荐的维生素种类和剂量。各种产前维生素和复合维生素并不一样。叶酸可以促进细胞发育，减少出生缺陷的风险。叶酸在孕早期很重要。除了饮食富含叶酸外，以下人员推荐每天补充 0.4mg 叶酸：

- 所有可能怀孕的女性；
- 所有妊娠期女性；
- 所有哺乳期女性。

孕妇每日推荐的铁的摄取总量是 27mg。孕妇很难从食物中获取足够的铁。含有 16～20mg 铁的每日复合维生素可以帮助你获得足够的铁。如果你服用复合维生素有消化不良或者便秘的副作用，请告诉你的保健医生。

讨论一下你的妊娠

孕期一定要把你的情况如实地告知你的卫生保健团队。整体的幸福感是健康妊娠的重要方面。

和你的健康团队讨论下面的事情非常重要：

- 告诉他们你对怀孕的感受；
- 和你的配偶，或者能够帮你分担的亲友聊天；
- 告诉他们你是否感到安全，是否感到被爱，以及你和配偶之间的关系；
- 说明一下你的家庭和朋友如何看待你怀孕这件事；
- 找到可以上产前培训课的地方以及保证你和宝宝健康所能做的事情。

每次拜访你的保健医生的时候记得带上这本手册。另外，每章后面我们都留有空白的

哪些人需要更多的热量？

- □ 我怀有超过一个宝宝。
- □ 我是十几岁的青少年。
- □ 我爱锻炼身体。
- □ 我之前的宝宝出生时低体重 <2.5kg。
- □ 我很瘦（体重超轻）。
- □ 我正在经历很大的情绪压力。

上述选项中如果你有任何一项，请告诉你的保健医生。你孕期可能需要更多的热量。

要注意你对铁、叶酸和必需脂肪酸的特殊需求。

参考第 1 章的营养部分。

地方供你写下想问保健医生的问题以及相关答案。

"独自承受"

也许你怀孕了却没有支持你的伴侣，不过其他人可以帮忙，包括你的家人和朋友。你可以组建一个支持团队并找一些信任的人和他们谈一谈。以下几点可能会有所帮助：

- 列出需要帮助的事情。请家人或朋友帮助你；
- 要尽早地找一个信任的人当你的分娩伴侣；
- 叫上其他人陪你一起去拜访你的保健医生，做检查或化验；
- 叫上家人或朋友去逛街购买宝宝或你需要的物品；
- 询问你所在社区有没有为孕妇和新手父母提供的无须预约的项目；

如果你是年轻人，问一下你的保健医生或社区服务人员有没有可以提供的支持。

为什么我感觉良好也要去拜访我的保健医生？

产前保健的意思是孩子分娩前你获得的医疗保健。大约90%的妊娠和宝宝都是健康的。研究表明，接受规律产前保健的孕妇拥有健康妊娠和健康宝宝的概率更大。为了保证你有一个健康的孕期，一旦发现怀孕要立刻预约产前保健。

认识你的保健医生（尤其是在孕早期），这样更容易分享你的忧虑和询问问题。有规律地检查会帮助保健医生及早发现问题，并尽早采取措施预防。

我们的传统和健康

我们的传统文化不仅影响生育传统与习俗，同时也影响某些医学并发症的发生风险。这意味着女性在怀孕和分娩时可能有不同的文化和医疗需求，这主要取决于她们的祖先。如果你的保健医生不熟悉你的习惯，但她或他很乐意更多地了解你，在为你提供产前保健时把你的习惯考虑进去。你的保健医生会特别注意你可能出现的医学并发症，如糖尿病；或者可能影响宝宝的疾病，如糖尿病或家族性黑曚性痴呆。

如果你想怀双胞胎或更多

如果你知道自己怀的是双胞胎、三胞胎或

更多，这种情况并不是独一无二的。在加拿大，多胞胎占 3.5%，而且有上升的趋势。你会感到很兴奋，同时又会感到要被压垮。如何应对呢？你和你的宝宝需要什么样的照顾呢？会有很多乐趣，但是风险是什么呢？

当你怀孕的时候你需要特殊的保健和帮助。有些并发症在怀多胞胎时更容易出现，如早产（见第 80 页）。

早期和定期的产检对于帮助你预防妊娠和分娩中出现的问题非常重要。你的保健医生会建议你预约相关专家（如产科医生，或是多胞胎方面的专家）。

想了解更多多胞胎的信息可以访问多胞胎网站：*www.multiplebirthscanada.org*（加拿大）。

产前培训班和为分娩做准备

产前培训课程是你孕期护理和支持的重要组成部分。产前教育包括一系列课程，有在线的、有现场的，服务对象包括孕妇、配偶以及支援者。

产前教育可以：

- 提供健康妊娠和宝宝所需要的信息；
- 提升积极的分娩体验；
- 为养儿育女做好准备；
- 为哺乳做准备；
- 在妊娠和育儿方面加强配偶间的沟通。

产前课程多种多样，可能涵盖多个专题，如孕期的营养和锻炼，孕期的不适和改变，早产，分娩和出生，分娩中的疼痛管理，母乳喂养，产后照顾自己和刚出生的宝宝；还包括产后的育儿、恢复和性生活，正常的婴儿发育等内容。

产前培训课的注册和联系信息、地点、日期和次数

产前培训班的服务对象包括配偶、支援者，有时甚至包括孩子。配偶一起去上课，他们可以学习他们之间变化的关系和作为父母的新角色。孩子可以学习如何为弟弟或者妹妹的出生做准备。

有些产前培训课程是为不同种族和文化背景的人准备的。除了英语和法语外，也有其他语言的课程(加拿大)。另外一些课程关注的是十几岁年轻人的需要，如本土社区居民或者新加拿大人。询问你的保健医生你的社区有什么以及如何注册这些课程。

孕期旅行

在孕20周以前旅行是很容易的。孕20周以后出门旅行要考虑一下去哪里旅行，如何去旅行，旅行的距离有多远，离家的时间有多长。

快速的飞行、长时间跨越整个国家的汽车旅行以及海外旅行是不一样的。在计划旅行之前要告诉你的保健医生。随身携带所有的妊娠基本信息。包括你的血型和最近的超声检查结果。这些信息在遇到急诊或者计划外的情况时对你是有帮助的。

航空公司推荐在孕晚期不要旅行，如果你想乘坐飞机可能需要保健医生提供记录。与航空公司核实并确认你购买的保险包括你离家后万一进入分娩，你和宝宝的相关费用。

国际旅行

浏览加拿大公共卫生机构旅行健康与安全须知非常重要。网上有疾病、风险和旅行注意事项的列表。可访问网址 *www.phac-aspc.gc.ca/tmp-pmv/info/index-eng.php*。

国际旅行前至少一个月要咨询你的保健医生你需要哪些疫苗。加拿大政府有关于妊娠期和哺乳期妇女预防接种的信息可访问 *www.healthycanadians.gc.ca/ healthy-living-vie-saine/immunization-immunisation/pregnancy-grossesse/index-eng.php#a2*。

寨卡病毒

寨卡病毒是一种蚊虫传播的疾病，气候温暖的国家存在这种疾病(想查看完整的名单可以查询网址 *www.tavel.gc.ca/travelling/hea lth-safety/travel-health-notices*)。寨卡病毒可以造成严重的出生缺陷，最显著的就是一种脑发育畸形——小头畸形。

妊娠期女性或者正在打算怀孕的女性需要和她们的保健医生讨论相关的风险，并推迟前往有寨卡病毒的地区旅行。如果不能推迟旅行，那么要严格执行预防蚊虫叮咬的措施。

准备怀孕的女性在从可能有寨卡病毒的地区返回后，至少要等 6 个月再尝试受孕。从寨卡病毒区回来的男士有可能通过性生活传播病毒，所以要用 6 个月的隔离避孕措施（避孕套）。可以咨询你的保健医生获取最新建议。

想要了解更多孕期旅行的信息，可以访问 *www.travel.gc.ca/tavelling/health-safety/travelling-pregnant*。

孕期性生活

多数孕妇会感到性欲水平发生变化，有些人上升而有些人下降，这没好坏之分。孕期性生活男士会比较担心，或有不同的感受，有些情况提醒你注意。

绝大多数情况下，性交对你和妊娠没有伤害。但是如果你出现下面的情况，你的保健医生可能会建议你减少或避免性交：

- 感染；
- 出血；
- 胎膜破裂；
- 一些妊娠期并发症。

如果你有性传播疾病的风险，为了你和发育中宝宝的健康请继续使用避孕套。

一些夫妻在这一特殊时期关系更加亲密，他们享受性生活直到宝宝分娩前。但一些夫妻因为发生的各种变化而感到关系紧张。他们发现孕期性生活很难完成。你的配偶可能担心性生活会伤害到宝宝。如果你们双方中任何一方对性关系感到不适，可以选择其他方式的身体接触。你们可以互相拥抱、牵手，谈论你们的感受，做按摩或者一起洗澡。

如果你能接受的话，还可以尝试其他选项，如手淫或者口交。口交时要注意：提醒你的配偶不要把气体吹进你的阴道。因为这样做有可能会使气体进入血液，这对你和你的宝宝都是致命的。

孕期锻炼

无论怀孕与否,锻炼对你都有益处。重要的是,你选择的运动不要过度。建议你选择可以成为日常生活一部分的不同锻炼方式:有氧运动、力量训练、瑜伽和太极等。

体育活动资源中心有大量的资源(PARC)称为“积极的妊娠”可以在 *www.ophea.net/acti ve-pregnancy* 下载。它会提供指南以确保孕妇安全运动。

有氧运动

运动时心跳比安静时心跳快的运动称为有氧运动。这类运动一般使用大肌肉群。包括散步、跑步、游泳、固定脚踏车、低冲击的有氧运动、越野滑雪、水上运动或者团队运动。

如果你在怀孕之前特别活跃,那么你可以继续之前的或者比之前强度低一些的运动。在孕早期和你的保健医生讨论一下你的运动计划,确保没有导致剧烈运动风险的健康问题。

那些坚持跑步的女性,怀孕以后可以继续跑步,这对生长发育中的宝宝没有危害。如果你感到耻骨区域疼痛,这是你的身体不能很好地适应跑步的信号,这种情况发生时,你应该停止跑步。

锻炼对你和你的宝宝都有好处。如果在孕前你每周锻炼身体不足 2~3 次,那么应该等到孕中期、妊娠风险和不适感降到最低水平的时候,并且在和你的保健医生讨论过你的选择之后再开始锻炼。不管之前的活动水平如何,散步总是可以的,除非你的保健医生建议你减少活动。如果运动中你的身体过热,那么你的宝宝就无法冷静下来。怀孕期间,不建议筋疲力尽。如果你担心运动过度,可以试试“对话测

孕期睡眠

会有人建议你左侧卧位睡觉,但是想改变自然睡眠姿势并不容易,虽然其他睡眠姿势的风险非常低。最重要的事情是睡个好觉(见第 76 页“平躺时感到头晕”)

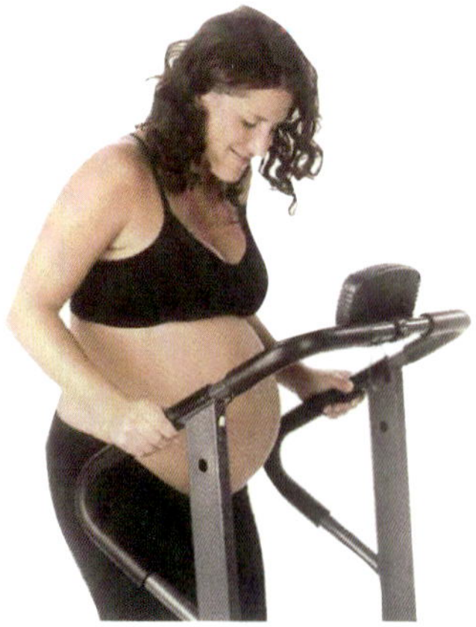

试”。你在锻炼的过程中应该始终能够讲话。如果不能，就应该降低运动量。

如果你的保健医生说你运动没有问题，就赶紧行动吧，散步、游泳或者上健身课。有些课程是专门为孕妇和新妈妈设计的。如果你是定期有氧健身操的成员，告诉你的教练哪些是你需要避免的（高冲击力或者下腰部受力的动作）。

力量训练

建立和维持肌肉量是每种运动项目的一个重要部分。在负重训练的每个环节都要记得均匀呼吸。在你开始或者继续负重训练之前要告诉你的保健医生。

锻炼时遵循的原则

在开始或者改变体育活动前请咨询你的保健医生。

活动前要做热身运动，活动后要拉伸。千万不要不做热身运动就拉伸肌肉。

有氧运动

- 在孕期，有氧运动时间不要超过 30 ~ 40 分钟，包括热身时间和冷静时间。热身是为了让你的身体适应增加的心率。最好低强度缓慢地开始运动，然后用 5 ~ 8 分钟逐步增加强度。对跑步的人来说，这意味着最初的 5~8 分钟速度是不断变化的。冷却时间也需要 5 ~ 8 分钟，通过深呼吸和慢拉伸让身体慢下来。

- 当你感觉疲劳时就停下来休息一下。保持心率为同年龄女性的低限。通过“谈话测试”进行自测。

- 每个训练周期喝一杯水。可以在训练前 30 分钟或者训练后 30 分钟喝水。不仅在运动的时候要喝水，而且每天保持水分充足很重要。

何时锻炼不安全？

核对自己符合哪种情况。

- □ 心脏问题。
- □ 严重的肺部疾病和（或）呼吸问题。
- □ 高血压。
- □ 孕期阴道出血。
- □ 血中铁水平低（贫血）。
- □ 怀有一个以上的宝宝。
- □ 血糖水平调节有问题。
- □ 很关心自己的血糖水平。
- □ 保健医生告诉我，我的宝宝相对胎龄来说太小了。
- □ 早产的风险很高。
- □ 低体重或者被诊断有进食障碍。
- □ 可能有胎膜破裂。

如果你有以上任何一种情况，请询问你的保健医生你应该从事多大的运动量。

• 当你从事的运动需要平衡和协调时，一定要多加小心。在孕期，你的重心是不断变化的。

• 一定要避免任何可能导致你摔倒或者被碰撞的运动。这些运动包括滑雪、爬山、室内曲棍球、滑水、骑马、骑自行车、体操和足球。

力量训练

在你屏气的时候任何用力的运动都要避免，如举重运动。

孕 4 个月以后，你要改变腹部运动。做腹部运动时不要平躺着。可以侧躺或者站立时做腹部运动。

不要过度拉伸关节和韧带。由于孕期激素的原因，关节和韧带更加柔韧，所以容易过度拉伸。产前瑜伽是安全有效的，可以帮助你保持身体紧致和灵活。同时有助于减少孕期压力让你更加放松。目前没有普拉提在孕期的相关研究。有资格的教练如果知道你怀孕了，他们会建议你调整方法以确保安全。

孕期需要强化的肌肉中最重要的是骨盆肌肉（第 49 页详细介绍了克格尔体操），它有助于提高骨盆和核心力量。核心的稳定性可以缓解一部分骨盆底的压力，防止身体过度使用骨盆肌肉。

体育馆或者健身中心锻炼

避免用力下腰的运动。始终保持良好的姿势。

同时注意体温，尤其是在温暖潮湿的环境中运动时（无论室内还是户外）。在温暖的环境中锻炼要喝大量的水来平衡。远离热水浴池、桑拿房和蒸汽浴室。

我是否运动过度？

核对自己符合哪种情况。

- ☐ 在运动的过程中感到筋疲力尽。
- ☐ 锻炼的时候感到很热，甚至脱水。
- ☐ 运动的时候无法交谈。
- ☐ 感到胸痛、下颌痛或者无法解释的上臂痛。
- ☐ 运动时或者运动后感到头晕。

如果你有以上任何一种情况，说明在锻炼过程中你运动过度了。最好降低日常锻炼的等级，并且告诉自己的保健医生。

谈话测试

在运动的时候应该可以正常交谈。如果不能交谈，说明你的锻炼强度太大；如果可以交谈，说明你做得很好。

克格尔体操可以增强你的核心肌和骨盆底肌的力量

克格尔体操可以为骨盆底周围的肌肉提供力量训练。克格尔体操还有助于预防咳嗽、举重或者大笑时流尿情况的发生。通过学习这套动作，你可以养成良好的生活习惯。坚持将有助于你产后恢复体形，也可以帮助你预防日后生活中可能出现的流尿情况。

学习如何恰当地做盆底锻炼。专攻骨盆底康复训练的物理治疗师会帮助你正确训练。

- 舒适地站着或者坐着。放松。
- 找到你的盆腔肌肉。想象你正在试图阻止排尿或者肠道蠕动。做这些动作时你要收缩肌肉。
- 使肌肉紧绷 5～10 秒。
- 不要屏住呼吸，要正常呼吸。
- 不要紧绷腹部或者臀部，要保持放松。
- 接下来放松肌肉 10 秒左右。
- 然后重复收缩－维持－放松 12～20 遍。

安全运动注意事项

- 不要在温暖潮湿的环境中运动，尤其在孕早期。
- 屏气的时候不要用力拉紧。
- 均衡饮食，保持充足的水分。运动前和运动后要饮水。
- 孕 4 个月以后不要在平躺的时候运动。
- 避免有身体接触或者摔倒风险的运动。
- 要知道自己身体的极限。孕期不是体育竞赛训练的好时机。
- 了解停止锻炼的原因，并要咨询有资格的保健医生。

来源：*Physical Activity Readiness Medical Examination for Pregnancy（PARmed–X for Pregnancy）© 2002.Used With permission from the Canadian Society for Exercise Physiology www.csep.ca. If you have Internet access,you can download the complete guideline questionnaire from www.csep.ca/cmfiles/publications/parq/parmed-xpreg.pdf.*

做检查及化验的目的是什么

当你第一次做产检时，你的保健医生会为你推荐一些常规的化验及检查，这有助于发现或者预测你和宝宝存在的健康风险。

血液和其他检测

你需要接受的检测取决于你的病史。常规检测包括下列几项。

- 血型和抗体：确认你的血型和 Rh 因子。这项化验也用来检测你的血液中有无异常抗体(见第52页血型和Rh因子)。

- 血红蛋白:检测你的血液确保能够携带足够的铁和氧气(见第25页,贫血和铁)。
- 乙肝表面抗原:检测你是否暴露于乙肝病毒(见第56页,乙型肝炎)。
- 艾滋病病毒(HIV):检测你是否暴露于艾滋病病毒,它会引起获得性免疫缺陷综合征(AIDS)(见第57~38页,HIV和艾滋病)。
- 风疹病毒滴度:检测你对风疹病毒是否有免疫力(德国麻疹)(见第56页,风疹和水痘)。
- 水痘:检测对水痘病毒是否有免疫力。如果你年轻的时候患过水痘,你的身体就会有免疫力,那么就不需要本项检测(见第56页,风疹和水痘)。
- 梅毒筛查:检测你是否暴露于梅毒。梅毒为一种性传播疾病。
- 帕氏抹片试验:检查宫颈癌或者可能导致癌变的异常细胞。
- 尿检:检测尿糖水平。尿糖水平升高可能是糖尿病的信号。尿蛋白水平可以提示先兆子痫(一种妊娠期高血压)。尿检还有助于发现你是否患有泌尿系统感染。这种感染是可以被治愈的,但是如果不治疗,会增加早产的风险。

骨盆倾斜有助于缓解背痛

每天做2~3次这套简单的训练。它有助于增强腹部肌肉的力量,可以减轻背部的压力。

- 平躺在地板上放松背部。
- 呼气并将臀部向前抬起,在保持下腰部平躺在地板上的同时将耻骨向前抬起。
- 保持这个动作3秒钟,吸气并放松。
- 重复5遍这个动作。

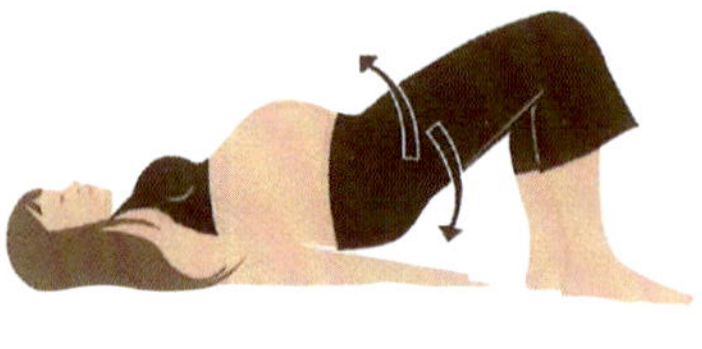

基因筛查

现代医学让我们对父母遗传给孩子的疾病以及不同原因造成的出生缺陷有了新的认识和诊断方法。

以下情况会增加出生缺陷的风险:

- 家庭成员中有人出生缺陷;
- 父母年龄较大;
- 使用某些酒精、药物或者毒品(见第29~31页);
- 孕早期患某些疾病。

有些缺陷或者情况虽然无法解释但是确实影响宝宝的发育。

当某种疾病有遗传性的时候，意味着这种疾病可以通过爸爸或者妈妈的基因传给孩子，眼睛和头发的颜色就是通过这种方式遗传给孩子的。有时候一些特殊检查可以发现这些遗传的健康问题，但是需要转诊给遗传学专家。

在你第一次产前检查时，你的保健医生会和你谈论：

- 抽血化验，筛查某种遗传性疾病；
- 超声检查。

在加拿大绝大多数孕妇都可以生一个健康的宝宝。在宝宝出生前了解问题所在或者相关风险可以帮助家庭和保健医生为将来做打算，尽早计划孩子可能需要的照顾和治疗。

在加拿大，所有妇女都可以接受遗传筛查。你可以决定是否接受遗传筛查。不同社区的筛查项目有所不同。

除了常规筛查，还有一些高灵敏度的血液检测可以分析母亲血液中来自胎儿的 DNA，经常被称为非侵袭性的产前检查或者游离 DNA 检测。如果结果异常，就需要额外的检查来确认你的宝宝是否真的有健康问题。这些费用有些情况下可以报销，但是多数情况下不能报销。

可能需要血液检测、超声或者两者一起进行检查。如果你有较高风险分娩一个有某种问题或者疾病的宝宝，那么可能会建议你接受其他检查。

遗传性疾病和出生缺陷

在怀孕前或者怀孕早期尽可能多地了解你的家族病史非常重要。你也需要了解宝宝爸爸的家族病史。你应该让你的保健医生知道双方家庭中是否有下列情况：

- ☐ 无脑儿；
- ☐ 多指或者多趾；
- ☐ 腭裂；
- ☐ 马蹄内翻足；
- ☐ 先天性心脏病；
- ☐ 囊性纤维化；
- ☐ 唐氏综合征；
- ☐ 脆 X 综合征；
- ☐ 血友病；
- ☐ 亨廷顿疾病；
- ☐ 肌营养不良；
- ☐ 镰状细胞病；
- ☐ 脊柱裂；
- ☐ 泰-萨克斯病；
- ☐ 地中海贫血；
- ☐ 其他________________。

检查是重要的。有些检查是常规的，推荐给所有的孕妇；其他一些检查则只有在需要验证某种情况时才会推荐给孕妇。

没有哪项检查百分之百准确，也没有哪项检查可以覆盖所有情况。检查有利有弊。例如，有些检查需要宝宝的组织样本或者液体标本，这意味着需要从孕妇的腹部插一根针来获取所需的样本。这些做法是很常见的，但是会有风险。你的保健医生会和你一起讨论检查的必要性以及相关的风险，然后他（她）会向你提出建议。最终是否接受检查由你自己决定。

可以检测宝宝出生前的健康状况的检查项目

有很多不同的检查可以检测宝宝的发育情况。有些是在孕早期和整个孕期都可以做的检查（如超声）。其他检查，如羊膜腔穿刺术，只有存在特殊问题或者风险时才建议做。有些特殊检查可能会给母亲和宝宝带来一定的风险。你的保健医生不会向你建议检查，除非你需要。

血型和 Rh

当你怀孕的时候知道自己的血型是很重要的。在第一次产检时其中一项检查就可以确定血型。在孕期或者分娩的过程中你不一定需要输血，但是万一需要，保健医生需要知道给你输什么血型的血。有四种血型：O 型、A 型、B 型和 AB 型。在北美，最常见的血型是 O 型。

你可能听到过人类血液中的“Rh 因子”。每个人的血液要么是 Rh 阳性的，要么是 Rh 阴性的。

宝宝的血型和 Rh 因子取决于她（他）的父母（包括头发、皮肤和眼睛的颜色）。宝宝的血型和 Rh 因子可以和父母任何一方一样或者是两者的组合。

只有 15%的人是 Rh 阴性的。如果母亲是 Rh 阴性而宝宝是 Rh 阳性的就会出问题。在 Rh 溶血病中，母亲血液中产生的抗体可以进入宝宝的血液循环中，攻击宝宝的血细胞，造成严重贫血。这会一度引起 Rh 溶血病，造成严重的疾病甚至导致宝宝死亡。现在我们可以识别谁是 Rh 溶血病的高发人群并进行预防，所以 Rh 溶血病现在已经很少了。如果血液检测结果提示你的宝宝有 Rh 溶血病的风险，那么医生会建议你在孕 28 ~ 32 周之间接受 Rh 免疫球蛋白注射，宝宝出生后再注射一次，如果孕期任何时间出现出血也需要注射。这可以避免你的宝宝患 Rh

溶血病。

超声

大多数人都听说过超声。超声的一个目的就是确认你的预产期。推荐你至少接受一次超声检查，通常是在孕 18 周的时候，如果可能，尽量在孕 23 周之前。对于测定胎龄来说，早期的超声更准确。到孕 23 周的时候，宝宝的身体已经发育良好，这时超声可以检查宝宝的健康和发育情况。这项检查利用声波在电脑屏幕上形成宝宝的图像。通过发送声波，它们安全地进入体内，这些声波被“弹回”并转化成图像，可以看到宝宝的实时图像。

如果你是 Rh 阴性的血型，那么你的宝宝有患 Rh 溶血病的风险。Rh 免疫球蛋白注射都会被推荐，无论在孕早期是否会造成早产、流产还是继续妊娠。如果孕早期有出血，一定要让你的保健医生知道你是 Rh 阴性的。如果你的宝宝是 Rh 阳性的，你的身体很可能会被致敏产生 Rh 抗体，这对将来的妊娠有害处。

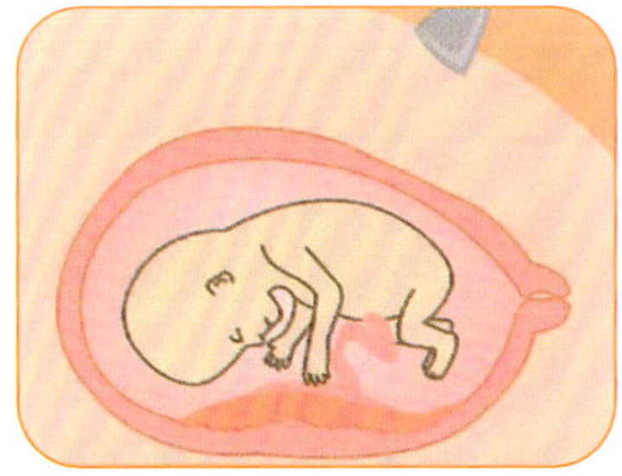

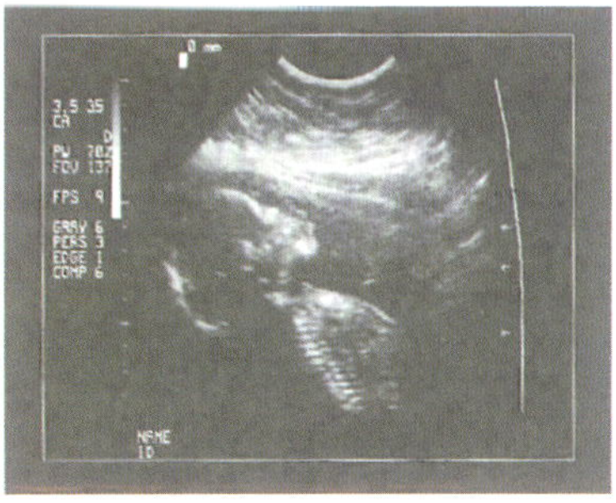

超声

超声检查的目的：

- 检查宝宝的胎龄，评估预产期；
- 看看宝宝的位置；
- 检查宝宝的生长和健康状况；
- 找到胎盘附着在子宫的位置；
- 看看是不是有一个以上的宝宝；
- 检查有无畸形。

超声技师会在你的腹部涂上凝胶，凝胶能够帮助被称为传感器的小型手持设备（发出声波）在你的皮肤上移动自如。你听不到声音，能感受到腹部有轻微的压力，但是不会感到疼痛。大多数超声检查会持续 30 分钟左右。如果保健医生从超声检查中询问了更多细节的内容，那么可能需要更长时间。

在进行超声检查前，你会了解到如何准

备检查和在哪里接受检查。有时候,你会被告知来检查时要保持膀胱充盈。膀胱充盈有助于声波通过皮肤和组织获得更清晰的宝宝的图像。

有些女性可能需要做经阴道的超声检查。超声检查技师会用一个特殊的传感器插入你的阴道,这不会伤害到你,但是会有些不舒服。

遗传疾病检测

集成的产前筛查

这项血液筛查检测的是母亲体内被称为标志物的物质。高水平的标志物可能意味着宝宝有出现某种情况的风险。阳性结果只是提示风险较高,还需要做其他检查来确认。如果在你所在的地区接受检查,你的保健医生会为你提供阅读材料来帮助你决定是否接受这项检查。

颈项透明层

这项特殊的超声检查在某些地区用来筛查唐氏综合征。这项检查一般在孕11~14周时进行。测量胎儿颈后部皮下组织液体层的厚度。如果液体层的厚度超过平均值,提示唐氏综合征的风险高。接下来需要接受羊膜腔穿刺术检查。对于某些遗传性疾病,羊膜腔穿刺术和血液基因检测可能都需要,以便于做出更准确的诊断。

产前无细胞 DNA 检测或产前无创检查(NIPT)

NIPT 是一种无创的血液检查项目,可以检测由染色体异常引起的疾病。这项检测用的是母亲的血液标本,在母亲血液循环中找到胎儿的 DNA。

NIPT 是非常精确的检测,在孕 10 周以后就可以做,但是它仅仅是筛查测试,如果结果异常就需要进一步通过绒毛膜绒毛取样或者羊膜腔穿刺术来证实。

加拿大有这项检查,在某些省份这项检查由卫生保健计划报销,或者你有其他特殊危险因子时也可以报销。

绒毛膜绒毛取样(CVS)

这是用来检测遗传相关疾病的另外一项检查。这不是常规检查项目,但是当高度怀疑有遗传相关问题时需要进行该项检查,通常保险可以报销。一般在孕 10~12 周时进行绒毛膜绒毛取样。医生在超声引导下将一根针通过宫颈或者腹部插入胎盘来获取特殊细胞样本(绒毛膜绒毛)。

羊膜腔穿刺术

许多基因或者遗传疾病都可以通过包围在胎儿周围的羊水样本来确认。孕 14 周后可以进行这项检测,可保险报销。一根细针通过腹部插入到子宫内。超声可以帮助医生找到安全的部位进针。大约需要 4 周的时间才能得到完整的检查结果。

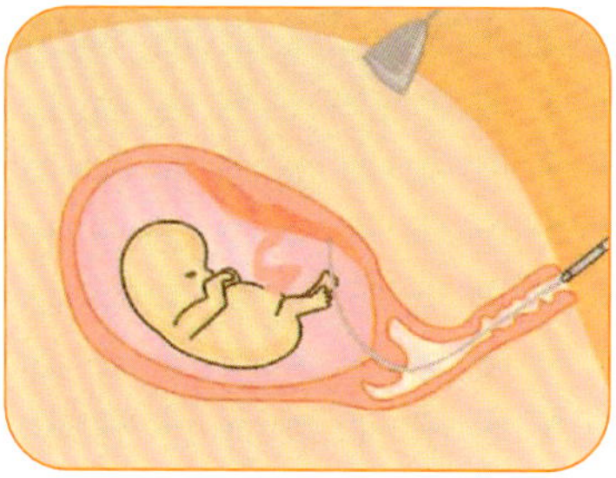

绒毛膜绒毛取样

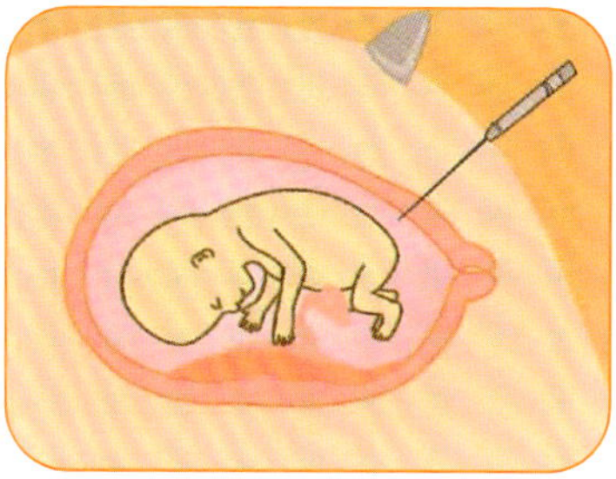

羊膜腔穿刺术

泰–萨克斯病筛查

泰 – 萨克斯病是一种罕见病,可以由父母遗传给孩子。通常情况下,宝宝在 6 个月大的时候就会出现症状。帮助降解脂肪物质的酶缺乏,导致这些物质在大脑和神经细胞中蓄积达到中毒水平。疾病可以造成身体功能的丧失,或者导致失明、瘫痪甚至死亡。不幸的是无法治愈。

泰 – 萨克斯病的祖先是东欧或者中欧犹太人(北欧犹太教徒),在魁北克群落、宾夕法尼亚州老阿米什人和路易斯安那州的印第安部落的后裔中最常见。

一个孩子如果遗传了父母双方的致病基因就会患泰 – 萨克斯病。孕妇要接受遗传筛查,通常由保险报销。专家建议父母双方都要接受检查。

孕期需要注意的传染病

传染性红斑

传染性红斑是儿童时期常见的病毒性疾病。由细小病毒 B19 引起。通常症状轻微,儿童会出现面部、躯干和四肢的红疹。如果你怀孕了,又常常和年幼的孩子在一起,那么你可能会接触这种疾病。然而一半以上的孕妇曾经感染过并且有免疫力。女性患病会出现发热、皮疹和关节痛。多数女性没有症状,也没有严重并发症。

在极少数病例中，这种病毒可以感染没有出生的宝宝，引起疾病或者死亡。

如果孕妇暴露于细小病毒或者出现了感染的迹象，需要检查血液是否有免疫力。有些女性的暴露风险较高，如保育员、学校老师以及年轻孩子的母亲。但是也没有证据表明，离开工作岗位可以降低感染的风险。如果你和孩子相处的时间比较长，那么勤洗手可以降低感染的风险。如果你怀孕了，并且认为自己可能暴露于这种病毒，那么请告诉你的保健医生。

风疹和水痘

风疹和水痘都会对发育中的宝宝产生严重的影响。最好在怀孕前确认你对这些病毒有免疫力。如果你在怀孕前刚刚进行了预防接种，在尝试受孕前至少要等 1 个月。

如果你对风疹和水痘没有免疫力而你却怀孕了，你的保健医生会和你一起讨论相关的风险和选择。孕妇应该避免进行风疹和水痘的预防接种，但是分娩后可以进行预防接种。

乙型肝炎

肝炎是一种累及肝脏的病毒感染，有几种类型。乙型肝炎是在孕期会影响宝宝的一种肝炎。乙型肝炎可以通过性接触传播，也可以通过分娩传给宝宝。每 250 个人中就会有一个患有乙型肝炎。在近期由亚洲国家移民到加拿大的人群中很常见。

很多乙型肝炎患者没有症状甚至并不知道自己患病。这些人被称为慢性携带者，能够把肝炎传染给其他人。少数慢性携带者会发展为严重的甚至致死的肝脏疾病。

如果不进行治疗，[illegible]半乙型肝炎阳性的母亲分娩的宝宝会感染乙型肝炎，通常发生在分娩或者哺乳时。如果不进行治疗，很多被感染的宝宝就会发展成慢性携带者，一部分会有长期的健康问题。

乙型肝炎阳性的母亲分娩的宝宝在出生后即可治疗。他们将同时接受乙型肝炎免疫球蛋白和乙型肝炎疫苗注射。经过治疗，95%的宝宝不会感染乙型肝炎，否则他们将变成携带者。

疱疹

疱疹是一种可以引起唇疱疹和生殖器感染的病毒。至少 10%的人患有两种单纯疱疹病毒中的一种。虽然这种病毒对于成人并没有生命危险，但它很容易在性伴侣间传染，引起疼痛和麻烦。孕妇需要了解疱疹，因为这种病毒在分娩时会感染宝宝并造成严重的损害。

疱疹病毒感染最常见的类型是单纯疱疹病毒 1 型，这种病毒常常引起面部的感冒疮，尤其在口唇部位。另外一种是单纯疱疹病毒 2 型，通常会引起男性或者女性生殖器疱疹。这两种疱疹病毒都会影响面部或者生殖器。

疱疹对宝宝的危害是什么？

疱疹对宝宝最大的风险来自分娩。如果你有疱疹，那么宝宝可能患新生儿疱疹。虽然很少见，但是却会有生命危险，会引起皮肤、眼睛和口腔感染，损害宝宝的中枢神经系统和其他内脏。

如果你或者你的伴侣有疱疹应该怎么办？

如果你怀疑你或者你的伴侣有任何一种疱疹感染，那么请告诉你的保健医生。如果你的伴侣患有疱疹，或者你怀疑患有活动的疱疹感染时，请避免性交或者口交。

在临近分娩时首次患生殖器疱疹感染，对宝宝的危险最大。如果你患有生殖器疱疹，你的保健医生会建议你在孕期最后四周服用抗病毒药物。这样会降低分娩时发病的概率。如果你在分娩时发病，那么医生会建议你剖宫产分娩。

我有患乙型肝炎的风险吗？

- □ 因为凝血问题曾经输血或者输过血液制品。
- □ 有一个以上性伴侣。
- □ 曾经注射毒品。
- □ 注射毒品时和其他人共用针头。
- □ 工作中处理血液或者血液制品。
- □ 在亚洲出生。

如果你在一个或以上选项上打钩，提示患乙型肝炎的风险较高。

如果你患有乙型肝炎，有一种疫苗可以保护你的宝宝。

我的生活方式是否使我具有性传播疾病的高危风险？

- □ 曾有很多性伴侣。
- □ 曾经和很多性伴侣发生关系，其中一些不带安全套。
- □ 使用市售毒品。
- □ 注射市售毒品。
- □ 酗酒。

如果你有上述情况中的任何一种，说明你患性传播疾病的风险较高。你应该做性传播疾病（包括 HIV）相关检查。

人类免疫缺陷病毒(HIV)和艾滋病

HIV 存在于感染者的体液中,包括精液、血液、阴道分泌物和母乳。HIV 会引起损害人类免疫系统和神经系统的感染和疾病。HIV 会造成获得性免疫缺陷综合征(即艾滋病,由 HIV 引起的疾病),可能导致死亡。

HIV 感染一般 5 年或者 5 年以上才会出现症状。多数 HIV 患者不知道自己患病。但是一个简单的测试就能发现是否患有 HIV。性交是患有艾滋病的人传染给他人最常见的途径。病毒还可以通过携带病毒的注射器进入人体的血液。如果你和 HIV 阳性的静脉注射毒品使用者共用注射器,那么你就有被传染的风险。输血很少会感染 HIV。在加拿大,血液供应会非常仔细筛查 HIV。

你可以通过以下步骤来降低传染 HIV 的风险:

- 在性接触前询问你的伴侣既往的性交史;
- 限制性伴侣的数量。

在发生一段新关系时,你可以使用安全套至少 6 个月,通过这种方式保护自己免受 HIV 感染。如果两个人的 HIV 测试结果都是阴性的,而且也测试了其他性传播疾病,并且没有其他性伴侣,那么停止使用安全套可能是安全的。如果你使用静脉注射药物,那么不要和他人共用针头。

HIV 感染的女性数量正在上升。通过怀孕、分娩和哺乳会把病毒传染给孩子。母乳和奶粉混合喂养较单纯母乳喂养更容易传播病毒。知道自己为 HIV 阳性的女性,如果在整个孕期以及分娩的过程中接受治疗,而且她们的宝宝在出生后 6 周内也接受了治疗,这样会大大降低宝宝感染 HIV 的风险(低至 1%)。

这就是为什么每个怀孕的女性或者打算怀孕的女性,都必须进行 HIV 检测。在加拿大,所有孕妇在孕期都会接受免费的 HIV 检测。

牙齿健康

怀孕造成的激素水平变化会影响牙齿和牙龈。有些女性会注意到她们的牙龈肿胀,甚至可能会出血。这是一个重要的时期,要定期看牙医,正规刷牙和使用牙线。如果孕妇有蛀牙或者牙龈疾病，那么会增加早产的风险。如果你有问题或者疑问，请告诉你的牙科医生；如果你没有牙医，可以告诉社区保健医生。

孕早期常见的不适

恶心和呕吐

我们仍不知道孕吐的确切原因。常常发生在孕初的 3 ~ 4 个月，但有时候会持续更长时间。无论白天还是晚上，当你胃空的时候就会感到恶心。

对于大多数妇女，在白天的某些时间点恶心症状会有所缓解。这时候她们会感到饥饿并进食，食物可以在胃里停留一段时间。然而有 1%的加拿大孕妇（每年有 4000 名孕妇）受到严重恶心和呕吐的困扰。食物、水分和营养物质的缺乏会对孕妇的健康以及她们宝宝的健康产生危害。

如果不治疗，严重的恶心、呕吐会引起孕妇体重下降，同时也会造成电解质紊乱。电解质（如钠、钙、氯、镁、磷）在确保机体正常运转的过程中起着重要作用。如果电解质没有处于合适的平衡状态，就会引起孕妇及她们的宝宝出现健康问题。如果孕期你有恶心、呕吐反应，那么告诉你的保健医生是很重要的。

穴位按压和针灸治疗

这些治疗已经帮助了很多孕妇控制恶心和呕吐。有 30%的孕妇发现这些治疗可以减

在孕期口腔健康很重要

你的牙齿或下颌有问题吗？

你是否规律地刷牙和使用牙线？

你最后一次看牙医是什么时候？

如果你有蛀牙、牙龈肿痛，或在过去 6~12 个月的时间内没有看过牙医，那么要预约去看牙医。孕期看牙医是安全的，也是重要的。

控制恶心、呕吐的窍门

- ☐ 慢慢地起床。
- ☐ 起床后，吃点饼干或者干的面包，然后休息 15 分钟。
- ☐ 白天少量多次饮水。进食的时候不要喝水。
- ☐ 少量多次进食，不要不吃饭。
- ☐ 闻新鲜的柠檬，喝柠檬水或吃成片的西瓜。
- ☐ 可以尝试咸干食品，如饼干。
- ☐ 进行穴位按摩或针灸来帮助控制恶心和呕吐。
- ☐ 避免辛辣、油炸或油腻的食物。
- ☐ 不要喝含咖啡因的咖啡、茶和碳酸饮料。
- ☐ 进食后不要立刻刷牙。

（待续）

控制恶心、呕吐的窍门(续)

- □ 避免让你恶心的气味，如烹饪气味或者香水。如果可能让你的伴侣做饭。
- □ 吃凉一点儿的食物,这样气味不容易让你感到恶心。
- □ 可以试试生姜,一种可解决胃部不适的替代疗法。
- □ 疲劳会让你感觉更糟糕。多数孕妇在怀孕的前3个月需要更多的睡眠，白天可以小睡一会儿。
- □ 进食后不要立即躺下。
- □ 不要去太热的地方。当你感到热的时候恶心也会加剧。
- □ 有些孕妇需要休假并从家人和朋友那里获得支持和帮助。

想了解更多相关知识,可以访问 *www.motherisk.org* 或者拨打妊娠期恶心、呕吐热线 1-800-436-8477。

轻症状。经过训练的相关人员会刺激你前臂的某个部位。用于晕船的手环也可作用于同一个穴位。

服用药物或者草药产品来控制恶心和呕吐

在孕期无论服用什么药物或者草药产品都要告诉你的保健医生，这一点非常重要,但是对于恶心和呕吐,有几个可以安全尝试的办法。人们发现生姜已经帮助很多孕妇缓解症状。纯生姜汁是可以购买到的用来治疗恶心的非处方药。

也有很多人发现维生素 B_6 有助于缓解恶心,是可以尝试的方法之一,可以和侧边栏列出的其他方法一起使用。

如果这些方法都没有缓解你的症状,最好告诉你的保健医生。

想了解更多孕期如何避免孕吐和服用药物及草药产品的内容,可以访问母亲风险计划网站:*www.motherisk.org*。

处方药

Diclectin 是唯一一个健康的获得加拿大批准的用于治疗妊娠期恶心、呕吐的处方药。它已被广泛测试和证实对母亲和孩子都是安全的,并且是有效的。对于严重的恶心和呕吐,你的医生可能也会开具其他药物。如果上述建议没有任何效果,你的保健医生会为你推荐其他治疗方法。

柔软且疼痛的乳房

你可能需要选择一个合适的胸罩,并时刻穿上它,甚至晚上。要保证胸罩是合体的,有完整的圆形的杯罩和宽的肩带。

感到疲惫

在怀孕的最初几个月，你可能会感到非常疲劳。这样的感受非常常见。你的体内正发生着变化。你的代谢增加，会消耗很多能量。此外，孕激素（黄体酮）会让大部分女性感到困倦。

最好的建议就是不要抗拒这种感觉。注意你的身体，当你想休息或者睡一会儿的时候，直接去做就好。很多从来不小睡的女性发现白天她们需要休息一会儿。如果你离家工作，那就找一个安静的地方放松一下，或者休息的时候闭上眼睛。如果这些都做不到，那就下班到家后立刻躺下。

静脉曲张

妊娠增加了体内的血容量。这一变化是为了支持生长发育中的胎儿，但也会引起下肢静脉扩张。当子宫对下肢静脉产生更大的压力时，静脉曲张可能首次出现或者孕晚期加重。孕期激素水平的变化也是一个因素。通常情况下，分娩不久后静脉曲张会有所改善。尽可能地休息并抬高双脚会有一定的帮助。如果站立太久就要活动一下。可以咨询你的保健医生关于静脉曲张的具体情况。

尽量不要给猫更换垃圾盒子

我们身边到处都有寄生虫，虽然大部分对我们和我们没出生的孩子都没有伤害，但弓形虫病会危害到尚未出生的宝宝。这种疾病是由生活在动物体内的一种很小的寄生虫引起的，可以通过排便传染给其他动物。对于成人来说，虽然他或她接触了这一寄生虫可能很少有临床症状，但是如果孕期女性暴露于这一寄生虫环境，宝宝会有出生缺陷的风险。

为了安全，孕期尽量不吃没有充分加工的肉、鸡肉和野味。处理生肉或鸡肉的时候带上橡胶手套。如果你养猫，请别人帮忙更换垃圾盒子；如果你不得不自己做，那么遵照下面的步骤：

- 戴上手套；
- 不要吸入垃圾盒子里的粉尘；
- 结束后仔细洗手。

不要在猫可能排便的花园或者草地翻土。

头痛

孕期头痛很常见，多数情况下没有必要惊慌失措。如果持续头痛，或者疼得非常严重（视力模糊、恶心或者眼前有斑点），需要联系你的保健医生。

如果你头痛，下面的建议对你可能会有帮助。

- 躺在黑暗凉爽的房间里。

保护未出生的孩子

车祸中保护未出生的孩子的最好的办法就是保护妈妈。孕妇乘车时应该时刻系好安全带。

- 安全带应该小心地放在胃的上方和下方。
- 安全带一定要舒适，位置要低于骨盆，不要压迫腹部柔软的部位。
- 肩部安全带要从胸部系过去。

如果方法正确，那么安全带不会伤害到宝宝。

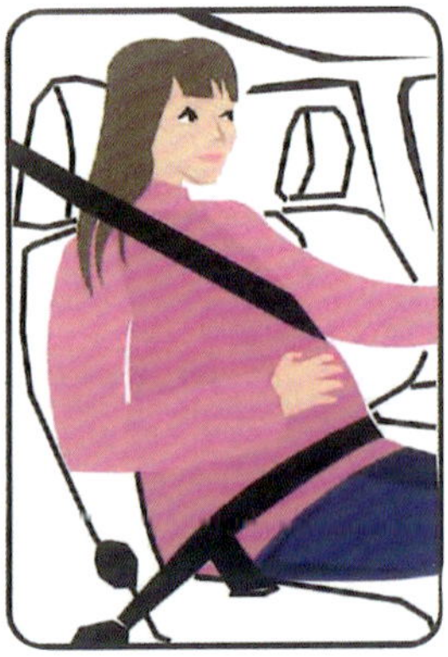

- 在前额部放一块凉毛巾。
- 伸展背部，如果可能，请别人帮你做颈部按摩。
- 试着少食多餐。有时头痛和低血糖有关，尤其是你感到恶心不想吃东西的时候。
- 在服用止疼片前要告诉你的保健医生。

需要经常排尿

你需要频繁地去卫生间吗？是的，由于下述原因这一现象在孕早期很常见。

- 增大的子宫压迫膀胱。
- 肾脏产生更多尿液。

即使你感到膀胱满满的，但是可能只排了一点点尿。此外，压力可能会造成运动或者咳嗽时流尿，这时克格尔体操（见第49页）会有一定的帮助。如果排尿时感到疼痛，你可能有感染，应该告诉你的保健医生。

轻微出血或者瘀斑

很多女性孕早期会有少数无害的斑点。她们能够继续妊娠，并分娩一个健康的宝宝。如果有持续出血，必须认真对待并联系你的保健医生。如果出血持续存在并且间隔一段时间后加重，尤其是你感到腹部绞痛，那么你可能有流产的风险，要立即急诊治疗。

头晕

孕期感到头晕也很常见。可能与下面因素有关：

- 升高的激素水平；
- 循环系统发生的变化；
- 血糖水平低。

如果你感到头晕，在两餐之间可以吃少量有营养的加餐。当你感到头晕的时候，坐下并把头放在两膝之间，松开紧紧裹在身上的衣服，在前额或者颈后放一块凉凉的湿毛巾。如果症状没有缓解，请联系你的保健医生。

糖尿病

加拿大患糖尿病的人数日益增加，其中包含相当一部分即将怀孕的女性。有两种常见类型的糖尿病，即 1 型糖尿病和 2 型糖尿病；还有第三种类型是，即妊娠期糖尿病，一般在妊娠后期发生（见第 3 章）。当机体产生的胰岛素不足或者不能正常利用胰岛素时就会形成糖尿病。胰岛素是一种促进细胞将糖和淀粉转化成能量的激素。

糖尿病类型	
1 型	2 型
当胰腺不再产生任何胰岛素时	当胰岛素产生不足或者机体不能正常地使用胰岛素时
↓	↓
1 型糖尿病的患者必须注射胰岛素来促使葡萄糖（食物来源的一种糖）进入细胞内为细胞供能	2 型糖尿病的患者可以通过合理饮食、加强锻炼来燃烧多余的葡萄糖，以达到控制血糖的目的

如果你患有糖尿病

1 型糖尿病患者妊娠期间必须每天监测血糖并且注射适当剂量的胰岛素以保持血糖水平正常。对于一部分患者来说，想保持血糖在正常水平不是一件容易的事情。当一个不得不使用胰岛素的女性怀孕后，这一挑战更加艰巨。如果你患有 1 型糖尿病，那么孕期要更仔细地遵循相关指南来帮助自己控制血糖水平。根据你的住址，会有特殊的工作人员和你一起合作，包括糖尿病宣教人员、护士和专科医生。

如果可以通过控制饮食和运动来控制你的糖尿病的话，那么你可以继续通过注意饮食、适度运动、仔细监测血糖来控制血糖。妊娠期需要摄入的量增加，治疗需要相应调整。如果血糖控制得不理想，医生可能会建议你整个孕期使用胰岛素。服用二甲双胍的女性在孕早期可以继续安全服用，但医生会建议你如何更好地控制血糖。

良好的血糖控制对于健康的妊娠来说非常重要，尤其是在刚刚怀孕以及孕早期的3个月。血糖控制不好的孕妇容易怀巨大儿、分娩困难甚至新生儿出生缺陷。在孕期,健康均衡的饮食和运动对你和你的宝宝的健康都有益。

患有糖尿病的孕妇需要接受医疗保健小组的监测。这个小组中一般有糖尿病专家。随着妊娠期的进展,小组人员会帮助你控制血糖水平。

如果你有高血压

如果你患有高血压,且在怀孕前没有看过医生,那么一旦怀孕要尽快去医院就诊,这一点非常重要。良好的血压控制对你和你的宝宝都很重要。

孕期情绪控制

保持自己的身体健康是健康孕期很重要的一个组成部分,同时也需要保持自己的心理健康。

当你怀孕的时候,情绪波动是很正常的现象。前一分钟你可能还为怀孕感到高兴,下一分钟你可能发现自己开始担心并为宝宝的健康和宝宝出生后可能发生的事情感到紧张。支撑怀孕和宝宝的激素也会影响你的情绪。有些孕妇可能整个孕期都喜怒无常,高点和低点一般在孕6周到孕10周之间,在孕晚期身体为分娩和出生做准备时会再次出现。

下面是一些小窍门，可以帮助你保持孕期的心理健康：

- 保持活跃并吃得好；
- 花时间放松和休息；
- 远离让你紧张的环境和人；
- 和你信任的人分享你的想法和感受。

这可能是抑郁吗?

有十分之一的孕妇在孕期受到抑郁的困扰。如果你有下面列表中的任何一种症状持续超过至少两周,或者你担心你有任何一种症状时请和你的保健医生核实：

- □ 情感低落或者极度伤感；
- □ 无明显原因地哭；
- □ 感到内疚、无用或者无望；
- □ 坐立不安,不能控制或者感到无力；
- □ 注意力难以集中或者思想混乱；
- □ 负罪感或者感到自己不足以当一个准妈妈；
- □ 睡眠或者饮食发生改变（比如吃的或者睡得过多或者过少）；
- □ 远离你的伴侣、家庭、朋友或者同事。

社会关系的压力

孕期是快乐且充满希望的时光，同样也会让你和你的伴侣感到艰难。经济方面的担忧以及抚养孩子方面的忧虑对于父母双方来说都是很常见的。可以和卫生保健专业人员谈一谈你的顾虑。

应对压力，寻找支持

任何人生活中都会有压力，但是压力过大是不健康的，尤其是在妊娠期间。孕期应激与早产和低出生体重有关。

妊娠期你从身边其他人获得支持的数量直接影响你感到的压力的大小。如果你获得的支持很少，你会感到孤独和沮丧。

虽然对于大部分夫妻来说孕期是令人愉快的一段时光，但是变化和调整有时候会让你们的关系变得紧张，并增加你的应激水平。如果你不在关系里面，你可能会为独自一人感到焦虑。孕期可能会发生你意想不到的事情，这也会增加你的应激水平。

如果你发现自己的应激水平持续升高，可以寻找社区资源来帮助自己找到降低压力和应对挑战的办法。

降低压力的办法

压力过大的孕妇可以学习一些健康的方法来应对压力。下面有一些窍门。

谈论一下。 把孕期的笑话、问题和顾虑同与你关系亲密的人分享。这会让你的孕期压力小一些。如果出于某种原因你得不到伴侣的支持，那么可以尝试与陪伴你让你觉得开心的人

你是否处于受虐的关系中？

- □ 如果不同意是否会以打架结束？
- □ 你的伴侣说的话或者做的事情是否会让你感到害怕？
- □ 你是否被伴侣碰撞、推搡、扔东西或者打耳光？
- □ 你的伴侣是否告诉过你或者让你感到无用和愚蠢？
- □ 你是否在不愿意的情况下被强迫要求发生性关系？

如果上述问题有任何一个你的答案为“是”，那么请和你的保健医生或者任何可以帮助你的人一起商量。

当爱你的人伤害你的时候

暴力循环

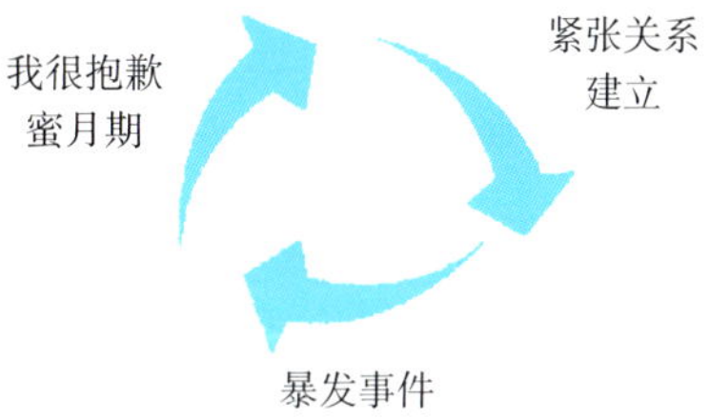

一起共度时光。

了解妊娠和分娩。参加产前辅导课，结识其他孕妇。你所学的为分娩做准备的呼吸和注意力训练可以帮助你放松。知道将会发生什么并做好准备，可以减少你的忧虑。和你的保健医生以及支持你的人一起准备分娩计划也会有帮助（见第 93 页“制订分娩计划”）。

活跃起来。适当运动可以让你精神焕发并且减轻压力。

休息和放松。保证充足的睡眠。找一些其他的方式来休息和放松。公共图书馆有关于如何减轻压力、学会放松的书籍和录音磁带。

孕期虐待

最常见的虐待形式有语言的、情感的和心理的。孕期对于伴侣双方来说都是一个充满压力的时期，压力大的时候暴力行为发生的概率会增加。在虐待的情形下，伴侣双方都是不健康的，对怀孕的女性尤其有害。

1/12 的加拿大孕妇是身体暴力的受害者。孕期的身体暴力既会伤害妈妈，也会伤害宝宝，还可能造成宝宝早产或者低出生体重。母亲遭受虐待甚至会导致未出生的宝宝死亡。

如果你怀孕了，并正遭受着某种形式的虐待，你可能会感到非常孤单。你需要帮助。

没有人本该受到虐待。有时候，家庭虐待会让孕妇感到羞耻。她会认为虐待是她的错。但请立刻寻求帮助，告诉你的保健医生。她或他会支持你，帮你找到你需要的社区资源。

如果你想了解更多虐待的信息，以及你可以打电话或者当面寻求帮助的地点，可以访问网站 *www.sheltersafe.ca*。下面网站可以了解更多关于家庭暴力的信息：*www.phac-aspc.gc.ca/sfv-avf/index.eng.php*，或者拨打女性受强暴热线 1-866-863-0511。

虐待的类型

虐待的种类很多。它们都会以某种方式损害孕妇和发育中胎儿的健康。如果生活中你遭受虐待，要记住这不是你的错误，你可以获得帮助。如果生活中你遭受以下任何种类的虐待请告诉你的保健医生。

虐待的种类	
身体虐待	• 对你推、挤、碰撞、掌掴或踢你 • 损害个人财产 • 通过束缚或者把你锁在房间里限制你的活动 • 用武器或者其他物品伤害你或者威胁你 • 限制你访问保健医生，如医生、助产士或者牙医 • 拿走残疾人的辅助用具，如导盲犬或者拐杖
心理或情感虐待	• 威胁要带走孩子（或者向儿童保护协会打报告） • 跟踪行为或者骚扰行为 • 限制你支配时间的方式 • 把你和你的家庭及朋友隔离 • 威胁要伤害你关心的人或者朋友
语言虐待	• 骂人或者以其他语言方式攻击你的自尊 • 在他人面前羞辱你 • 不与你说话
性虐待	• 拒绝性活动或者强迫你进行不想要的性行为 • 强迫你继续妊娠或者流产 • 使你感染性传播疾病 注意：即便是已经结婚或者订婚，性伴侣也不能强迫你发生性关系
精神虐待	• 贬低你的精神信仰 • 禁止你进入你选择的礼拜场所 • 强迫你参加宗教活动或者组织
经济虐待	• 限制你使用家庭财产 • 花家里的钱
数字虐待	• 在线实施语言、精神或者情感上的虐待 • 网络跟踪 • 给你发图片或者内容不恰当的电子邮件 • 经常发短信作为监测 • 电话跟踪

发生流产

孕期发生的令人最紧张、最失望的事情之一就是流产。15%～20%的妊娠可能发生流产，在怀孕的前 8 周发生的概率最大。有些流产甚至在错过下一次月经周期前或者是刚刚意识到怀孕时就发生了。

大多数流产原因不明，也许是身体对未能正常发育无法存活的胚胎的自然反

我的预产期

____

跟进我的孕期检查

日期：______________________

孕周：______________________

血压：______________________

体重：______________________

需要和保健医生讨论的事情

- 遗传检测的益处和风险。
- 是否有好的建议帮助我控制恶心和呕吐。
- 我的体重应该增加多少。
- 我的饮食是否合理。
- 是否可以过性生活。
- 我做的运动过多还是过少。
- 我担心我的关系中有虐待。
- 我如何能知道我做的克格尔体操是否正确。
- 其他关心的问题。

____

____

____

____

____

____

____

应。虽然15%～20%的流产率看上去很高，但是它包含了在刚刚怀孕头几天即发生的流产。

对于所有孕妇来说，高度重视阴道出血这一点非常重要。你要知道20%的女性在孕20周以内出现阴道出血，其中一半可以继续妊娠，将来也不会有任何问题。

出血并不一定就意味着流产，但是一定要让你的保健医生知道你是否正在出血。如果出血达到了每小时浸透一块厚的卫生巾，这种情况已经超过两个小时，那么你需要立即就诊。任何出血情况都要向你的保健医生汇报。

虽然流产对于大部分女性而言，不会影响她们将来的生殖能力或者怀孕至足月分娩的能力，但是最好等至少一个规律的月经周期再尝试怀孕。此外，情感愈合与身体愈合一样重要。任何一位流产的女性都会经历情感的变化以及身体的不适。悲伤是治愈的开始，对每个人来说都是独特的。告诉你的保健医生看看能够得到怎样的帮助。

相关网站可以提供帮助：*www.pailnetwork.ca*。

我的孕期日志：孕初期

第一次拜访一般在预约后四周，大部分孕妇不用接受全面的体检。通常会测量体重和血压。你的保健医生会检查你的子宫增长的情况以及检查胎儿心率。

这次拜访，你的保健医生会和你讨论你的检测结果，也可能推荐是否做其他检查。

每次产前检查，都可以准备一些你关心或

者担心的问题来咨询你的保健医生。把本书的这一部分填写好可以帮助你为每一次产前检查做好准备。在拜访医生的时候携带本书可以随时做记录。

如果可能,你的配偶或者你的支持者(亲密的朋友、母亲或者家庭中的其他成员)至少陪你拜访一次保健医生。这可以给关心你的他或者她提供一次表达他们所关心的问题的机会。

我的待办事情清单

化验及检查结果

血红蛋白(正常值 110~120 mg/L):______

血型:______

风疹免疫:______

水痘免疫:______

其他检查:______

第3章

稳固生产期：中期妊娠（怀孕第二个3个月）

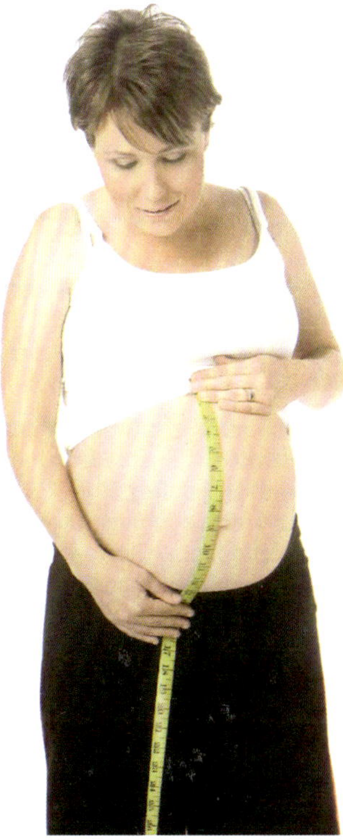

监测宝宝的生长

测量耻骨联合宫底高度(SFH)是常规产前检查的一部分。保健医生会测量你的腹部来评估胎儿生长的情况。

SFH指的是耻骨联合到子宫顶之间的距离(子宫的这一部分也叫宫底)。宫底一般会在孕12周时到达耻骨的上缘，在孕36周时到达胸腔下方。在孕18~30周，基底的高度(厘米)与胎儿的孕周数接近。

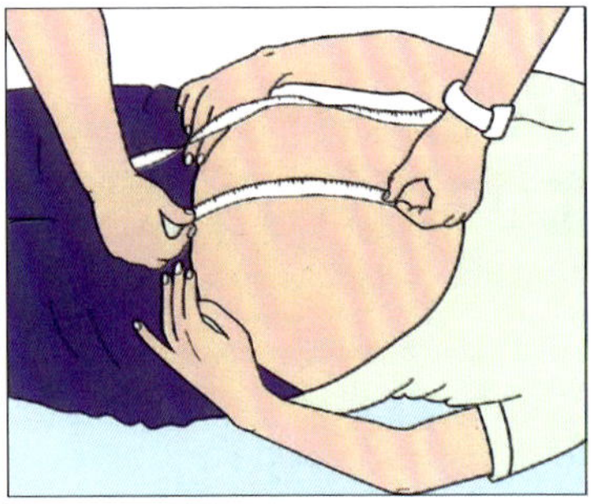

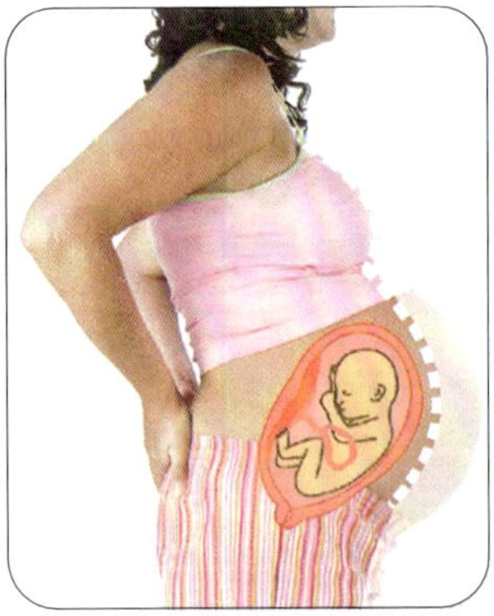

孕中期

现在你进入到妊娠中期了。这一时期从孕13周持续到孕26周。这一时期你的感觉更像没怀孕的时候。孕吐和各种不适会慢慢消失。

也许你会出现一些新的不适，但是多数女性享受孕期的这一部分，因为身体逐渐适应了妊娠，而且开始感到胎儿的存在。这一时期胎儿温和地生长。

你的宝宝快速生长，大得足以让你感觉到他翻滚、翻筋斗和踢。宝宝喜欢锻炼。

这一章节，我们将谈论以下内容：

- 早产；
- 工作；
- 肿胀；
- 背痛。

我们也将为你提供空间来记录你和宝宝的最新信息。

变化着的身体

孕中期，你会感到更加平静和稳定。胎盘是宝宝的脐带附着到子宫的部位，它可以将妈妈体内的氧气和营养物质输送给宝宝。胎盘是一个令人惊奇的器官。它承担着特有的角色，就是产生维持妊娠的激素(了解更多关于胎盘的知识请看第3页)。

你会注意到你身体的外形和大小开始发生变化。每个孕妇在怀孕期间都会有变化。你的朋友或者家人会说你似乎“很小”或者看上去“很大”。如果你一直有规律地产前随访，你就会知道你的身体生长状况良好。

到底是什么因素决定了孕期你的大小？孕前的身高和体重——无论是不是第一次怀孕都会影响你身体的生长和变化。个子小的女性往往看上去偏大，大骨架或者高个子的女性看上去偏小。由于遗传原因，一些孕妇怀的宝宝会偏小。通常第二次怀孕的母亲肚子会大一些，因为腹部的肌肉和子宫在上一次孕期被拉伸。

你皮肤的颜色（色素沉着）由于激素水平的变化而发生变化。在下腹部正中会出现一条棕色的垂直线。这条线被称为黑线。一些孕妇的眼周、鼻子或者颈部会出现棕色的不对称斑点。这些斑点通常会在分娩宝宝之后，也就是激素水平恢复到正常水平后消失。

当你的乳房开始为哺育宝宝做准备时，你会发现乳头会有少量初乳。初乳是机体最初产生的乳汁。它是一种黄色液体，里面含有帮助宝宝抵抗感染的抗体。

另外，为分娩做准备的方法就是，体内的激素会让你的骨盆和背部的韧带和软骨变软。

生长中的胎儿

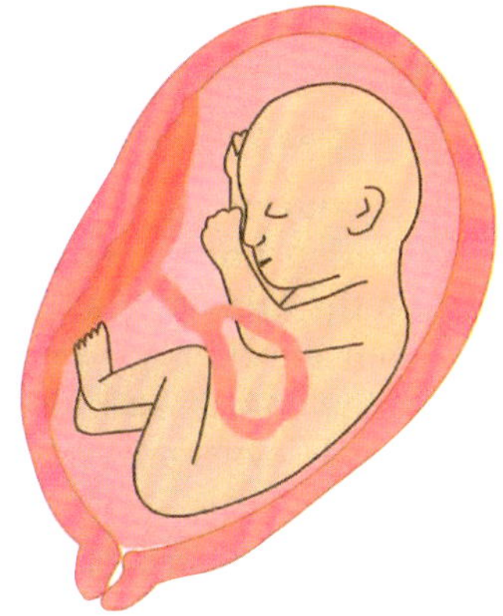

成长中的宝宝

在孕 16 ~ 18 周时，超声检查显示胎儿看上去已经很像一个小宝宝了（身体各系统在相应的位置已经形成，正常工作并逐渐成熟）。如果你能看到胎儿的皮肤，它将是红色的，因为血管就紧贴在皮肤下方。如果可能，你还会看到皮肤下方有一层脂肪正在形成，身体表面有一层白色的、厚厚的、蜡状的物质，其为胎脂。在孕 18 ~ 24 周时胎儿开始吸吮和吞咽羊水。

到孕 26 周时眼睑开始睁开和闭上。指甲也完全形成，很多宝宝还有清晰可见的发际线。孕 20 ~ 24 周时可以看到眉毛和头皮的头发，你甚至能看到宝宝的睫毛。羊膜囊内充满大量液体，含有生长所需的营养物质和少量宝宝的尿液。脐带又粗又壮且非常牢固，可以防止打结。

关于胎动

宝宝会通过活动胳膊和腿来锻炼并寻找更舒服的位置。如果是第一次怀孕，那么你可能要到孕 19 周时才能感觉到宝宝的运动。如果不是第一次怀孕，你可能更早一些大概孕 17 周时就能感觉到胎动。从这时开始，每天不同的时间你会感觉到胎动。要记住宝宝在哪一段时间里休息，在哪一段时间里更活跃一些。医生会要求你通过计录宝宝踢你的次数来记录宝宝的运动（如何计数胎动见第 89 页）。

孕中期的体重增长

记得复习第 2 章讨论的关于体重要增加多少和吃什么的指南。在妊娠这一时期要适当多吃来为你和宝宝提供足够的营养。对大多数女性来说每天 2~3 顿加餐或者健康的点心就足够了，但是如果你体重过轻或者超重的话，那么你可能需要额外的建议来调整你的饮食。

关于工作

对于大多数正常妊娠来说，你所进行的工作类型一般都不是问题。但是繁重的工作或者长时间站立的工作可能会和一些问题有关，如新生儿低出生体重、早产或者流产。要想知道你所从事的工作对于孕妇来说是否太苛刻，可以在第 82 页的侧栏中找到答案。

如果你的工作环境中有某种化学物质，你可能有一定的危险。政府部门已经设定了一些规则来限制有毒物质的暴露。想了解更多关于环境有害物质和妊娠的信息，可以上母亲风险网站（*www.motherisk.org*）查看政府的健康与安全政策。

孕中期常见的妊娠反应

背痛

你增大的肚子使得你向后倾斜以寻找重心，这样会拉紧你的背部肌肉。盆腔中子宫的重量、联合关节运动以及关节松弛，会让你在孕期感到背痛。

要想预防背痛，可以参照以下方法：

- 时刻想着坐直；
- 避免穿高跟鞋；
- 避免长时间站立。

保健医生可能会建议你找一个有资质的按摩师、物理治疗师或者脊柱按摩师。瑜伽、拉伸或者寻找一些新的方法来放松背部也有一定的效果。阅读第50页关于骨盆倾斜操的内容。要确保经常变换体位，抽时间躺下来，把腿上抬然后放松。可以尝试加热、冰袋或者按摩来缓解疼痛。

便秘

孕期肠道消化食物变慢，这样容易引起便秘（肠道不规则运动或者运动困难）。如果你正在补充铁剂，也容易引起便秘（可能还会使大便变黑）。想要预防大便变干、变硬，就要每天至少喝8杯液体（水、牛奶和果汁）。规律锻炼，多吃富含纤维的健康均衡的饮食会有一定的帮助。

富含纤维的食物包括：

- 蔬菜；
- 水果；
- 全谷物制品；
- 豆类植物，如豆芽、豌豆和扁豆；
- 坚果和种子。

浏览网页 *ww.dietitians.ca/Downloads/Factsheets/Food-Sources-of-soluble-Fibre.aspx* 查看不同食物中可溶纤维含量。如果需要，保健医生可能会建议你使用体积成形剂或者大便软化剂。

缓解消化不良和胃灼热

你可以做的事情

- 饭后1~2小时内避免躺下。
- 抬高床头的高度（30°）。
- 穿宽松的衣服，尤其是腰部。
- 饭后避免运动。
- 尽量少食多餐。
- 慢慢吃，充分咀嚼。
- 两餐之间喝水而不是进餐时喝水。

要避免的食物

不同的人不适合的食物不一样，但下面列表中的食物可能会加重胃灼热。

- 油腻或者油炸食物。
- 甜点，如芝士蛋糕。
- 辛辣的食物。
- 洋葱和咖喱。
- 柑橘类水果，如橙子、葡萄和柠檬。
- 番茄。
- 薄荷和胡椒。
- 咖啡和茶。
- 巧克力。
- 碳酸饮料（汽水或者有气泡的饮料）。

平躺时感到头晕

当你背部平躺时可能会感到轻微的头痛或者头晕。你可以换个体位，如侧躺或者斜靠着，可能会舒服一些。任何能让你感到舒服或者能休息一下的姿势都是很好的。

腹股沟痛

当宝宝生长时固定子宫位置的圆韧带被牵拉会导致痉挛。牵拉韧带会让你感到一侧或双侧下腹部刺痛，或者隐隐作痛。这种疼痛在孕中期更常见。这可以帮助你避免过快地转动腰部。当你感到疼痛的时候，可以向一侧倾斜（疼痛侧）来放松紧张的肌肉，躺下休息片刻。腹股沟痛与早产类似。如果疼痛持续或者加重，或者当你变换体位时疼痛没有缓解，你要去产科病房或者拜访你的保健医生。

痔疮

很多孕妇都会长痔疮（直肠内肿胀的静脉）。在孕期由于增大的子宫压迫静脉会导致痔疮突然出现。如果孕妇因为大便硬而担心排便，痔疮会加重甚至脱出肛门，有时甚至会疼痛或者出血。可以尝试吃一些能够缓解便秘的食物（见第75页“便秘”）。保健医生可能会建议你用一些可以缩小痔疮的药膏或者清凉金缕梅外敷。

消化不良和胃灼热

如果你感到咽喉部、食管下段或者胃部有烧灼样不适，那么你可能患有消化不良。这通常是由于孕期激素以及增大的子宫压迫胃部造成的。

下面的方法可以缓解上述不适：

- 少食多餐；
- 慢慢吃；
- 充分咀嚼；
- 两餐之间喝水而不是进餐时喝水；
- 避免咖啡因、油腻、辛辣的饮品和食物；
- 餐后坐直，给食物充分的时间从胃部进入肠道；
- 穿宽松的衣服。

在服用抑酸剂之前要告诉你的保健医生。抑酸剂会有副作用，当抑酸剂的作用消失后胃会产生更多的酸。此外，抑酸剂中含有的铝可能会影响其他矿物质的吸收。

皮肤干燥或者皮肤瘙痒

避免使用过强的肥皂，因为它会将皮肤上天然的油脂洗刷掉。相反，应该使用添加剂少的温和的肥皂。此外，避免在浴缸中躺的时间过长，因为这样做会使你的皮肤变干。可以在浴缸里放些油或者柔软剂，这样可以防止皮肤干燥。沐浴后，在潮湿的皮肤上涂一些润体乳，这样可以帮助皮肤变得柔软。

妊娠纹

很多女性在孕期都会出现妊娠纹（红色的条纹），一般位于乳房、腹部或者大腿部位。很多女性在腹部涂抹油剂（维生素 E 或者绵羊油），这不会影响妊娠纹，但是也没有坏处，并且可以帮助放松。

腿、踝关节和脚肿胀

在孕期腿、踝关节和脚轻微肿胀是正常现象。肿胀每天逐渐形成，到第二天早晨起床时大部分都会消失。如果天气特别热问题会严重一些。要确保每天喝足够的水（8 杯），并且饮食中不能禁盐。身体需要盐来维持日常功能。如果你的手和脸也肿的话，意味着问题比较严重，如高血压（见第 91 页）。

有助于减轻腿、踝关节和脚肿胀的窍门

- 经常运动下肢（如游泳、散步等）。
- 不盘腿坐。
- 穿弹力袜，不穿袜口过紧的袜子。
- 不长时间站立。
- 一旦有机会就将下肢举过心脏水平。
- 每天 8 杯液体（推荐水和牛奶）。很多因素会影响你的需水量，如你的运动量。至少 8 杯液体是一个良好的开端。如果小便偏黄，需要摄入更多水分。这样尿色就会变清亮。
- 饮食中不能禁盐。

当孕中期出现并发症时

腹部手术

怀孕期间可能会进行腹部手术（如阑尾炎）。如果你需要进行手术，那么你所在的医院会在外科和产科之间进行协调。如果不是必须手术（择期手术），则最好等到宝宝出生后再进行。

意外

研究已经证实孕期确实更容易出现意外。了解这一情况，最好的办法是采取一些措施预防意外发生。穿合脚的鞋子，在楼梯上加装栏杆，注意绊倒的危险(尤其是当你的腹部增大看不到脚尖的时候)。当你疲惫的时候需要更加警惕，晚上起床的时候使用夜灯，不要在厨房里娱乐。

万一发生了意外，尤其是跌倒或者是车祸，一定要联系保健医生。大多数情况下你需要去医院为你和宝宝做检查。

出血

当胎盘开始从子宫内膜剥离时会有少量出血。一旦出血要立即联系保健医生，即便你之前因为出血已经接受了治疗，也要联系保健医生。

前置胎盘

胎盘附着于子宫下段，甚至胎盘下缘达到或覆盖宫颈内口时称为前置胎盘。在分娩时会引起大出血。对于多数孕妇，常规的超声检查可以发现这一情况。通常会建议孕妇在分娩启动前或者剖宫产前的最后几周卧床休息。

妊娠期糖尿病

对于孕前患有糖尿病的女性，从孕早期开始整个孕期都要对孕妇及胎儿进行密切监测。

对于一部分女性来说，妊娠激素改变了机体利用胰岛素的方式。她们会罹患一种仅在孕期出现的糖尿病，也叫妊娠期糖尿病。保健医生会在孕 24 ~ 28 周时推荐你接受妊娠期糖尿病检查。

大部分妊娠期糖尿病女性通过特殊的饮食和运动可以控制血糖水平。只有少数女性需要注射胰岛素或者服用药物来控制血糖水平。良好的血糖控制、专业团队的精心护理，多数妊娠期糖尿病女性都会有一个安全的妊娠和健康的宝宝。

多数情况下，宝宝出生后就不需要继续监测了。有些女性日后可能会发生糖尿病或者有发生心脏疾病的风险，因此分娩后也要继续保持健康的饮食和良好的生活习惯。

对于怀孕前已患 1 型糖尿病或者胰岛素依赖型糖尿病的女性，特殊需求的信息可参见第 63～64 页相关内容。

子宫肌瘤

大的子宫肌瘤（生长在子宫肌层）可以导致子宫失去正常形态，甚至出现疼痛和早产。如果孕期能够发现子宫肌瘤足够大以至于子宫变形，那么可以手术切除。小的子宫肌瘤一般不会在孕期出现其他问题。

高血压（妊娠期高血压）

妊娠期高血压一般会在孕中期出现。每次去医院检查时你都需要测量血压，早期诊断很重要。高血压疾病需要认真管理，通过不同的方法来治疗，这取决于高血压的严重程度（想了解更多信息可以参见第 91 页"妊娠期高血压"）。

感染

在孕期，阴道、宫颈、肾脏和膀胱感染很常见，但必须接受治疗。阴道或者宫颈感染的征兆是阴道出现异常分泌物，或者盆腔及腹股沟区感到疼痛，或者出现发热症状。如果你怀疑有感染，一定要联系保健医生。

膀胱感染

膀胱感染有时很难发现。膀胱感染的常见征兆有以下几个方面：

- 排尿时疼痛；
- 比平时排尿次数增多；
- 虽然感觉膀胱是充盈的，但是每次排尿量并不多。

这种感染很容易被抗生素控制。保健医生会为你推荐对你和宝宝都安全的抗生素。

上尿道感染（累及肾脏）较严重，可以引起寒战、发热、恶心、呕吐、背痛、身体一侧疼痛或者下腹部疼痛。

容易罹患膀胱感染的女性怀孕后尤其要注意，因为感染可能造成早产。

早产

早产意味着孕37周前胎儿没到预定分娩时间就分娩了。

早产儿相对脆弱。早产是孕期最常见的问题之一。其他方面健康的新生儿中，早产造成的死亡占75%。早产会对孩子的一生产生影响。总体来说，胎龄越小问题越严重。孕25周前出生的宝宝夭折的风险非常大，或者有严重的健康问题。

了解早产的一些征兆非常重要，因为有时候早产可以被停止或者延缓。越早识别出早产的迹象，为治疗争取的时间越多，以帮助治疗。

你是否有早产的风险？

阅读下面的内容，核对是否有发生在你身上的情况。

- □ 没有规律的产前检查。
- □ 血压高。
- □ 生活中压力大。
- □ 伴侣或者他人对我的身体或者精神施虐。
- □ 怀有多胞胎。
- □ 上一胎是早产。
- □ 体重不足45.5千克。
- □ 有慢性疾病。
- □ 抽烟。
- □ 孕32周以后才戒烟。
- □ 使用消遣性毒品。
- □ 因为帕氏实验异常，宫颈接受过治疗。
- □ 工作时间长（每天超过8小时）或者倒班。
- □ 工作中体力劳动较多。

如果你有一项以上的上述情况，那么你有早产的风险。你要告诉保健医生来帮助你预防早产。

哪些情况会导致早产？

我们不清楚引起早产的原因是什么。有近一半的早产并没有严重的原因，而且这些孕妇看上去孕期也很健康；有些情况似乎会增加早产的概率（请对照侧栏内容，判断自己是否有早产的风险）。

当你读完这本书，你会学到拥有健康妊娠、帮助宝宝规避风险和照顾个人健康的最佳方法。

有趣的事实是：当孕妇了解早产的风险和预兆时，当孕妇参与到她们个人的孕期记录时，早产的风险会大大降低。

早产的危险因素以及降低早产风险的方法

抽烟。最好在孕前或者孕早期戒烟。戒烟对你和你的宝宝都是一个健康的选择。

和保健医生一起讨论如何戒烟。可考虑团

体、热线、在线支持以及一对一服务帮助你戒烟。尼古丁替代治疗产品可能会有一定的帮助，尤其是找到适合剂量的时候。保健医生可以提供帮助。

毒品。在孕期或者哺乳期使用消遣性毒品或者街头毒品对你和你的宝宝都有危害。如果你想戒毒可以寻求帮助。

工作太辛苦。大部分孕妇孕期可以工作，但是有些工作可能会增加早产的风险。要了解对孕妇而言劳动强度过大的工作（见第 82 页“我的工作是否体力劳动过强”）。要提前计划以保证每天有足够的休息时间，不要为休息感到内疚。休息在孕期非常重要。

躯体虐待或者情绪虐待。当有人伤害你时，他可能也会伤害到你的宝宝。即便是冷暴力，也有可能通过增加应激激素水平而导致早产。如果你正在被你的伴侣或者其他人虐待，你可以通过拨打所在地区家庭危机中心的电话来获取帮助（见第 66 页“孕期虐待”）。

柔弱的宫颈（宫颈功能不全）。出现这种情况时宫颈过早张开（扩张）。正常情况下当宝宝要出生时宫颈才会张开，但有一些少见的情况宫颈会过早张开而导致早产。孕妇可能没有意识到这种情况，但是可以通过阴道检查或者超声测量来发现。有时候可以通过缝合宫颈口来解决问题，当宝宝足月后再把缝线去掉。

早产的预兆和其他危难的征象

任何人都可能发生早产。有办法可以降低早产风险。下面是一些早产的预兆：

- 预产期前出现规律宫缩；
- 背部钝痛；
- 下腹部、宫颈或者背部有压迫感。

注意下面这些信号。一旦出现任何一种情况，请立刻行动，想办法安全到达离你最近的医院：

- 出血；
- 阴道里漏出或者喷出液体；
- 无法解释的腹部疼痛；
- 胎动减少；
- 异常持续的头痛；
- 视力模糊或者眼前有斑点；
- 感到头晕；
- 下腹部的疼痛持续不停；
- 出车祸。

为了预防早产有哪些可以做的？

你可以通过自己努力来尽量预防宝宝早产：

- 孕期规律产检；
- 饮食健康；

我的工作是否体力劳动过强？

阅读下面的内容，核对你是否有相关情况。当我工作时……

- □ 弯腰或者屈身超过每小时10分钟。
- □ 8小时工作时间内爬梯子超过3次。
- □ 一次站立超过4小时。
- □ 每班爬楼梯超过3次。
- □ 每周工作超过40小时。
- □ 轮班工作。
- □ 孕20周后仍需要抬举超过23kg的物品。
- □ 孕28周后仍需要弯腰、屈身或者爬梯子。
- □ 孕30周后仍需抬举重物。
- □ 孕32周后每小时仍需站立超过30分钟。

如果有上述任何一种情况，说明你的工作可能对孕妇来说不适合。保健医生可以帮助你在你的工作单位申请减轻你的工作直至宝宝出生。（第74页和82页有更多孕期工作的内容）

- 如果你正在遭受虐待，可以给当地妇女收容所打电话询问去哪里可以获得帮助；
- 充分休息；
- 学会减压的方法；
- 避免艰苦的工作；
- 锻炼时避免用力过度；
- 学会识别早产的预兆；
- 如果出现了早产，一定要问你的保健医生你该如何做，写下要拨打的电话号码。

分娩和早产的检测

当你的子宫规律收缩（紧绷）时分娩便开始启动了。分娩启动后会发生以下情况，你的身体会为宝宝经过产道做准备。

- 宫颈会变薄（消失）、张开（扩张）。
- 妊娠期形成的用来保护子宫入口的宫颈黏液栓会变松软，这会造成血性排泄物（见红）。
- 当包围在宝宝身边充满羊水的胎囊破裂的时候会有液体流出（破水）。

想确认是否为早产唯一的办法就是让保健医生帮你检查。她（他）能告诉你感受到的收缩是否会引起宫颈开放。可能需要做超声检查来了解宝宝的位置和大小，以及宫颈的长度。如果宫颈变短，这可能是早产的征兆。很多医院开展了特殊检查，检测阴道分泌物中的一种物质来提示是否会早产。

如果宫缩提示真的要分娩了，而你妊娠还不足 37 周，那么可能会建议你接受治疗来推迟分娩，以促进宝宝的肺和神经系统成熟。

早产儿

虽然只有 7%的宝宝是早产儿，但是他们比其他宝宝面临更多的问题，有时甚至会死亡。正常情况下，分娩发生在孕 37 周以后以及未满 42 周的某个时间。分娩发生在满 37 周前称为早产。

早产儿可能出现一些问题，因为他们的身体器官还不能够独自工作，因为不够成熟。例如，在妊娠末期之前宝宝的肺都不能正常发挥作用，因此很多早产儿会有呼吸的问题。有些早产儿多个器官都有严重的问题，可能会有长期的并发症。

早产可能会影响宝宝下面的能力：

- 喂养；
- 抗感染；
- 视力；
- 听力；
- 保暖。

如果你怀的是多胞胎，你和保健医生要一起努力尽可能保证宝宝接近足月时出生。

胎膜早破

在宝宝足月前羊膜囊破裂或者渗漏称为胎膜早破。如果发生胎膜早破，治疗措施取决

如何感受和计数宫缩（紧绷）

1.躺下。

2.用指尖轻轻感受腹部表面。

3.当你感受到收缩（一种紧绷或者挤压的感觉）时记录下来，一次收缩开始到下一次收缩开始的时间，收缩持续的时间。例如间隔 10 分钟出现收缩，持续 30 秒。

当出现异常时

- 给医院打电话。
- 给保健医生打电话。

产假和育儿假

关于产假和育儿假，每个省份有不同的规定。想了解更多信息，可以在 *www.esdc.gc.ca/en/ei/maternity_parental/index.page* 上查看加拿大政府就业保障产假及育儿假相关福利政策。

孕妇可以凭借政府计划申请产假。如果需要增加或者确实需要，保健医生会出于健康的考虑建议你暂停工作。根据个人不同情况，即便是休假期间也有可能有工资。

跟进我的孕期检查

日期：

孕周：

血压：

体重：

需要和保健医生讨论的事情

- 我有早产的危险因素吗？
- 我的工作是否过于艰苦？
- 在我的宝宝出生后以及婴儿保育期谁来照看我的宝宝？
- 其他关心的问题：

于羊水的丢失量和距离预产期的时间长短。如果你发生了胎膜早破，请和你的保健医生联系或者直接去医院。

我的孕期日志：孕中期

和上次的产前检查一样，检查项目包括测量体重以及测量你和宝宝的各项指标。

在孕16~18周，保健医生会建议你做超声检查。通过超声检查的图像，可以帮助保健医生来判断宝宝生长发育和健康状况，并评估预产期。

不要忘记报名产前培训课程。

我的待办事情清单

我的检查结果

孕期血糖结果：____________________（正常 3.8 ~ 7.8mmol/L）

超声结果：____________________________

其他结果：____________________________

第4章

孕晚期：最后冲刺（妊娠的第三个3个月）

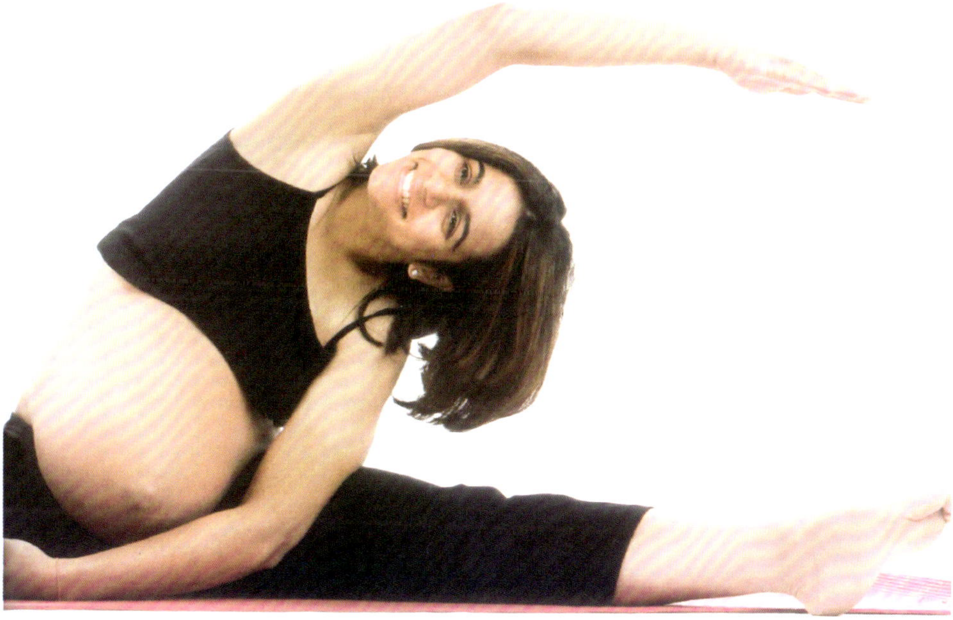

欢迎进入妊娠最后的3个月。你即将迎来妊娠的终点和宝宝的到来。

本书后面的内容会帮助你度过妊娠的最后阶段和迎接婴儿的出生，内容包括：

- 孕晚期及产前监护；
- 常见症状；
- 分娩计划包含的事项；
- 母乳喂养。

妊娠最后的1个月，你需要至少每周一次的频繁产检。每次产检都要进行测血压、检查尿液以及胎儿的位置检查，目的是来评估你和宝宝的整体健康状况。

如果你正在考虑分娩当日会发生什么，那么本章的内容会帮你提前做好分娩的准备。建议你制订分娩计划，考虑可能面对的问题，尤其是否要母乳喂养（如何喂养婴儿在计划中十分重要）。

变化着的身体

到了孕晚期你的身体会有更明显的变化。朋友甚至是陌生人，可能谈论你腹中的宝宝。会说你子宫里的是男孩（腹部更突），或女孩（腹部更圆），其中有一半是对的。

宫底的位置从肚脐水平，升高到胸廓或更高。这种变化会带给你不适，可能会出现肋骨、骨盆受压，你会觉得腹部肌肉被拉紧。如果胎儿头部进入盆腔，还可能引起腹股沟或阴道的刺痛，但你会觉得呼吸变得轻松，消化不良得到缓解。

这几周，你的体重平均每周增加230～450克，具体重量取决于你的孕前体重。为了你和胎儿的健康，建议你规律饮食，少量加餐，以获

抽筋

妊娠的最后3个月，许多孕妇会出现抽筋现象，多在晚上出现。大腿、小腿、脚突然出现痉挛。如果抽筋，可以做以下尝试。

- 虽然有点疼，尝试脚趾背曲，或者把脚向膝盖方向弯曲。
- 小腿慢慢画圈的同时保持足部位于屈曲位置。
- 按摩抽筋的肌肉来改善相应部位的供血。

取足够的营养。

生长着的胎儿

胎儿在孕中期发育成形，到了孕晚期继续稳定生长。胎儿体重在 25～26 周时平均为 700～900 克，到了 35～36 周将达到 2500 克，而到了预产期将达到 3 000～4000 克。

胎儿在孕晚期还将进一步发育成熟，使各器官系统能独立发挥功能。在 20～21 周时，胎儿开始有规律地“呼吸”；到了 26～29 周，胎儿如果早产，已经能够自主呼吸。孕晚期子宫开始变得拥挤，胎儿四肢弯曲着贴近身体。胎儿有醒睡周期，每天你都会感觉到胎动。

胎儿也在为进食做着准备，32 周前打下基础；32～35 周时，胎儿已经能协调吸吮、吞咽和呼吸。

你的产前保健

产前检查包括测量体重和血压、尿检、胎位和胎儿生长情况的检查。临产前你可能需要进行阴道检查，判断宫颈是否变软，是否为胎儿出生做好了准备。

你会被询问具体的胎动情况，以帮助医务人员确定胎儿是否健康。你可能会被要求每天记录胎动次数。

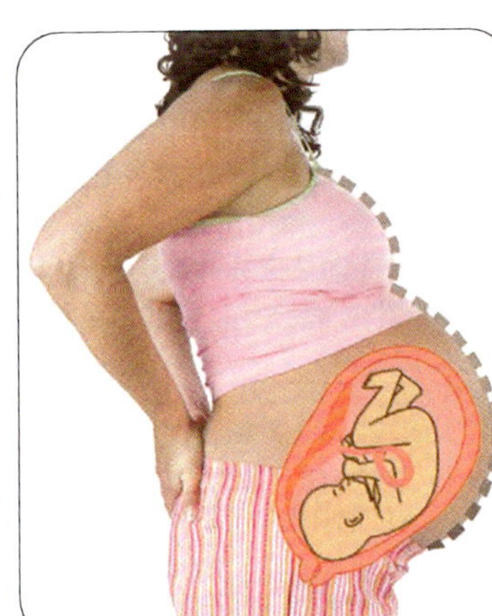

孕晚期

记录胎动次数

数胎动可以很方便地判断胎儿的健康状态，可以减少胎死宫内的风险。低危妊娠时，可能只会要求你在出现胎动减少时才数胎动；对于高危妊娠，建议你每天记录胎动次数。数胎动一般选择夜晚休息的安静时段，如果 2 个小时胎动少于 6 次，你应该及时联系医务人员。

关于胎动的一些常识

- 多数孕妇在 24 周后感觉到规律的胎动。
- 晚上胎动一般会比较多，是数胎动的最

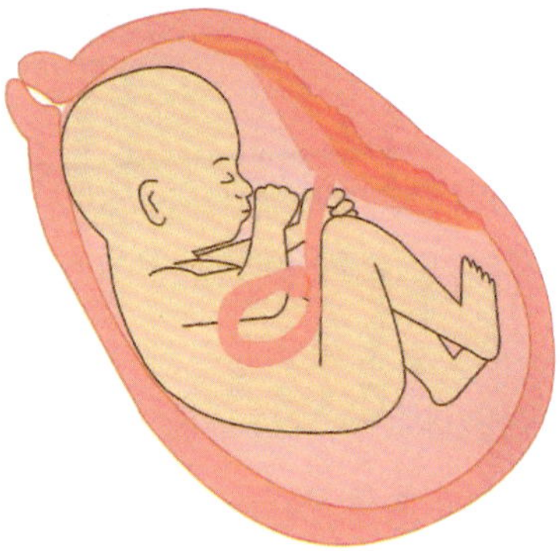

佳时间。

- 躺下后更容易感知胎动。
- 吸烟会减少胎盘血供，可能引起胎动暂时性减少。
- 部分孕妇感觉不到胎动，超声能够帮助她们。

保健医生还可能提供如下的其他方法来检测胎儿的健康状况。

超声：当对胎儿健康状况存在疑问时，可以行超声检查。超声能测量胎儿大小、羊水量、胎动，这些数据可与既往的超声结果进行对比。

无激惹试验：无激惹试验可用来记录胎儿心率，通常在诊所或医院进行，持续 20~30 分钟。如果胎儿健康，会在胎动时出现胎儿心率升高，像成人做运动时一样。

胎膜剥离：在宝宝即将分娩的时候，保健医生会建议你进行胎膜剥离。

胎膜剥离用来将羊膜囊的膜与宫颈分开，过程中需要保持胎膜完整。这能够帮助身体为分娩做准备。胎膜剥离是一种常见但不是必须的操作。在告知风险和受益后，医务人员把手指放入宫颈（就像把手指放进一个小的面包圈的孔里），并沿宫颈旋转一圈以分离附着的胎膜，一般是在临近预产期且宫颈已经变短、变软之后进行，这能够帮助身体为分娩做准备。在操作之后，可能会出现轻微的宫缩，伴有少量阴道流血。

研究

如果你打算在医院分娩，你可能被邀请参加研究。你将参加的任何研究都是医院批准的。你会被充分告知，也有权利拒绝。研究对于提高你和宝宝接受的护理水平会有很大帮助。花几分钟时间来了解研究项目是值得的，同时看看你是否感兴趣。

当孕晚期出现并发症

妊娠期高血压

高血压在妊娠期很常见。医护人员会检查你的血压，有时还会检测尿液中的蛋白。如果你的血压令你担忧，那么你可能还要进行血液检查。

孕期血压超过 140/90mmHg（1mmHg=0.133KPa）时考虑偏高，但是医护人员会将你孕前的血压和你现在的血压进行比较。或者血压虽然不到 140/90mmHg，但较早孕期血压增高明显，也要考虑高血压。如果在孕前就有高血压，那么有时孕期会进一步升高。

子痫前期的危险因素包括：多胎妊娠、子痫前期病史、患有高血压或肾病。子痫前期可能发生于任何一个孕妇，早期诊断十分重要（见侧栏）。任何孕妇都有可能发生先兆子痫，早期诊断很重要，因此每次拜访医生的时候都要测血压。

子痫前期能造成肾血管的渗漏，这会引起尿蛋白和严重的水肿（请参阅第77 页“腿、踝关节和脚肿胀”）。严重并发症包括中风、抽搐、肝损伤和凝血问题。

任何一种高血压都会影响孕妇和胎儿的健康，也可能会影响胎儿生长。有时为了降低母胎风险，可能会提前引产或剖宫产。

妊娠期高血压的治疗

部分妊娠期高血压可以通过休息治疗。当你血压增高时，可能会被要求在家休息。医务人员还可能会给予降压药，使你的血压保持在安全水平。

B 族溶血性链球菌（GBS）

孕 36 周左右，需要进行 GBS 检测。这不同于链球菌性咽炎。胎儿在分娩过程中感染 GBS 的概率很低，但一旦感染，新生儿可能会出现轻微的或者严重的并发症，可能会影响他们的血液、脑、肺、脊髓。

GBS 常存在于阴道和肛门，可能会感染膀胱、肾或子宫，GBS 引起的孕妇感染一般很轻微，但对胎儿则很严重。它能够被抗生素有效治疗。

我有妊娠期高血压的风险吗？

- ☐ 初次妊娠。
- ☐ 孕前曾患过高血压。
- ☐ 患有糖尿病。
- ☐ 肾功能异常。
- ☐ 多胎妊娠。
- ☐ 40 岁及以上。

如果符合以上任何一项，你发生妊娠期高血压的风险会增加。

5%~10% 的孕妇有妊娠期高血压疾病，包括妊娠期高血压、子痫前期。表现为血压升高，常伴有尿蛋白，还包括剧烈头痛、肝区疼痛、易怒、面部肿胀、视野改变、飞蚊症等。

GBS 测试

GBS 测试最常用的方法是用棉签在孕妇的阴道和肛门取样，然后放到特殊的液体里进行培养，看是否有细菌生长。有时还会对尿液进行检测。

GBS 的治疗

如果孕 36 周 GBS 检测阳性，你无需立刻接受治疗（已知无效），在分娩时接受抗生素的治疗即可。对于没有检测 GBS 的高危人群，分娩时也可使用抗生素预防。

孕妇将 GBS 传染给胎儿的高危因素

- 孕 37 周前临产。
- 胎儿出生前胎膜早破超过 18 小时。
- 既往有婴儿感染 GBS。
- 产程中不明原因发热。
- 患有 GBS 感染引起的膀胱炎或肾炎。

子痫前期的信号

如果你有以下任何症状，情况危险，需要立刻联系医护人员。

- 上腹部疼痛。
- 持续的严重头痛。
- 视野缺损或视物模糊。
- 严重水肿，尤其是颜面部水肿。

这是分娩时正常的生命体验，不是疾病。

分娩的期盼

虽然还有几周分娩，但是提前做好准备很重要。分娩是最自然的过程，但多数孕妇缺乏经验。

加拿大产科行业给孕妇提供更多的选择，致力于以家庭为中心进行分娩。情况允许时，孕妇可以自行选择分娩地点，如医院、生育中心或在家。

为满足孕妇的个体化需要，鼓励孕妇制订包括个人选择和需求在内的分娩计划。多数医院和生育中心欢迎家庭成员参与分娩过程，这有利于孕妇度过分娩过程和早期产后恢复。当伴侣能够日夜陪伴时，他能更好地照顾你和婴儿。

很多医院会设有专门的区域，以便孕妇能够按照自己的风俗、信仰、传统来安排分娩过程。

母婴同室

在以家庭为中心的分娩过程中，多数情

况下采用母婴同室，也就是说除了医疗原因之外，婴儿都会与母亲待在一起。在大多数情况下，出生后待在一起有利于产妇和婴儿的健康。

婴儿在母亲身边时，主要由母亲照顾，减少了从其他人那里的感染风险。母婴同室，也能够帮助母亲了解胎儿各种表现所代表的需求，并做出反应，还能够帮助母亲尽快开始哺乳。

制订分娩计划

分娩计划可以帮助你考虑想要的分娩方式并记录下来。你可以与医务人员进行讨论，根据自己的偏好、需求制订分娩计划，尽管不是所有的想法都能实现，但至少你可以了解其他的选择。

- 你喜欢什么样的分娩方式？
- 宝宝出生后如何照顾？

许多医院、生育中心、医务人员那里都有关于分娩计划的制式表格，你也可以从网上下载：*www.pregnancy.sogc.org/labour-and-childbirth/birth-plan/*。

分娩计划如何写

分娩计划要包括你自己、你的医务人员、你的伴侣、婴儿和你的家庭。尽量简洁，最好在一页之内，写下你的需要以及事情未按计划进行时你的选择。例如，你可以写“分娩时我不想输液，除非有明确的医疗原因”。

分娩计划何时写

多数孕妇经过与医务人员讨论，了解了医

以家庭为中心的分娩清单

很多医院致力于建议以家庭为中心的分娩流程，可提供的服务常包括以下内容。

- □ 我可以制订自己的分娩计划，或者在标准的分娩计划中可以根据我的想法进行调整。
- □ 可以有伴侣之外的其他陪产人员。
- □ 鼓励产后早期母婴皮肤接触。
- □ 鼓励早期母乳喂养。
- □ 除医疗之外的原因建议母婴同室。
- □ 把分娩视作自然过程。
- □ 尽量指定专门护士负责分娩过程。
- □ 尊重并尽量满足我的信仰、民族习惯。
- □ 允许我对分娩体位、疼痛控制等自主选择。
- □ 住院时有弹性的家庭访视时间。

如果你已经核对了以上多数项目，保健医生或者分娩地会提供适合家庭的方式。大多数医护人员会努力满足你的要求。

院或生育中心可以提供的服务之后，开始书写分娩计划。与伴侣或家庭成员讨论也是个不错的想法。不过这是你自己的身体，你的家庭成员需要理解，你才是做出决定的人（如疼痛控制）。

分娩计划的内容

分娩计划包含分娩中常见的一些事情，但是不必包含所有的事情。如果有些事情对你来说不重要，可以划掉。如果你想到的事情没有包含在清单上，可以随意增加进来。

没有人能在事先准确预测你的分娩过程，制订计划要留下调整的余地。如果医务人员向你建议某项操作，务必了解这样做的好处、风险、结果，以及是否有其他选择。

分娩的目标是母亲和宝宝都要健康。

陪产

研究表明，有人陪伴时产妇能够更好地应对分娩疼痛，更少使用止痛药和静脉输液，产程更短，分娩感受更好。陪产人员能够与你和医务人员一起度过产程和分娩，他可以是你的伴侣、家人、朋友，也可以是专业的月嫂。在医院分娩时会有产科护士照顾你，在提供医疗帮助的同时，还会给你陪伴和鼓励。助产士可以在医院、生育中心、家庭来照顾你的分娩。月嫂经过专门训练，可以协助分娩的全过程，一般需要额外收费。

灌肠和备皮

现今医护人员并不常给患者备皮和灌肠。灌肠是向直肠中注入液体帮助排便，可以减轻产妇下腹部的压力，适用于便秘的产妇。

静脉输液

静脉输液是使用抗生素和催产素的最佳途径，也可以给喝水困难的脱水产妇补充液体，还用于椎管麻醉时〔见第 122 页“冷却药（局麻药）”〕。

验血

低危孕产妇一般不需要验血，高危产妇可能需要验血以确保产妇状况良好，如糖尿病者需要检测血糖。

引产

不建议无指征的引产。如果超过 41 周还未临产或有其他医学原因，医务人员可能建议你引产（如果没有充分理由，不建议引产，参见第 108 页“过期儿”）。

催产

如果你的产程进展太慢，医务人员可能会建议采用人工破膜、使用催产素。催产素是一种与自然分娩产生的激素非常相似的激素，它可以加强宫缩、推动产程进展。

监测胎儿

正常分娩时在不影响产妇活动的情况下，间断监测胎儿心率。胎儿存在风险时，可能需要持续胎心电子监护，但是只有在确实需要时才使用（见第 115~116 页“监测分娩中的宝宝”）。

产程中活动

大多数医院、生育中心的医护人员，在产程早期都会鼓励产妇多活动，这可以加快产程进展。

分娩中的饮食

产程早期少量进食、饮水，可以增强产妇体力、预防脱水。多数产妇进入活跃期后可能只想喝少量水，不愿意再进食。高危产妇可能需要禁食水。

缓解疼痛

有多种方法可以缓解产程和分娩时的疼痛，第 6 章有详细介绍。

用力

第一产程末期，将胎儿推出产道的力量开始变强。在每次宫缩的同时，身体都会自然地向下用力。在用力的间期进行换气非常重要，这种方式可以改善胎儿氧供。医护人员可能会建议另一种呼吸方式，即“宫缩时深吸一口气，憋住，再持续用力”，这样做能加速产程，但可能会减少胎儿氧供。

当宫口未开全时，你可能会被要求别用力，医护人员会帮你克制。如果出现用力现象，医护人员会告诉你如何避免（如位于膝-胸位或者特殊的呼吸）。

分娩体位

最舒服的体位就是最好的体位。有些产妇选择坐位或半坐位，有些人认为侧卧位更舒适，有些则选择蹲位使骨盆更宽敞，还有些产妇选择四肢跪地的体位。

会阴切开术

没有证据支持所有产妇都需进行会阴切开（就是在会阴部做一个切口来扩大阴道的出口），如果不进行会阴切开，好处如下：

- 产后疼痛更轻；
- 远期性能力更好；
- 盆底肌肉更紧绷。

会阴切开术可以帮助减轻压力，扩大空间，加快窘迫胎儿的分娩。

民族或文化信仰

对于你自己、你的孩子和家庭，你可能有自己的习惯、信仰、偏好，不要羞于表达。

母婴同室

产后最好把婴儿留在母亲身边，这样照顾婴儿的事情大部分由母亲来完成。大多数情况下，这对产妇、婴儿、家庭都有好处。

母婴同室，你和你的宝宝有更多的时间相互交流。能够帮助新妈妈发现新生儿的表现，并做出回应。还可以让妈妈及时满足宝宝母乳喂养的需求。

一些检查和操作也可以在母婴同时在场的情况下完成，比如抽血。母乳喂养或者皮肤的接触能够减轻宝宝遭受痛苦时的焦虑。除非医疗需要，否则不建议让宝宝离开母亲。

剖宫产

有时可能需要进行剖宫产，你需要了解麻醉方式，了解伴侣是否能够出席。如果出现急诊情况，你选择哪种分娩方式。这一项要包含在你的分娩计划中。

结扎脐带

“断脐”具有象征意义，许多父母希望由自己完成，这需要提前与医护人员约定。婴儿出生后等待 2 分钟再结扎脐带，可以给宝宝更多的血液和铁。如果你的配偶想进行断脐，也是可以的。如果你计划储存脐带血，请提前与脐血库预约，延迟断脐可能会减少脐血采集量。

脐带血

延迟脐带结扎。胎儿出生后，还会有一定量的血液及铁元素（婴儿出生后一个月所需）从脐带运送给胎儿，医护人员会等待大约 2 分钟后才剪断脐带并结扎。胎盘会剩余一段脐带，含有一定量的血液，少量脐血用于检测胎儿血型、血红蛋白水平、pH 值、含氧量，剩余的可以储存在脐血库。

脐血库

脐带血中含有特殊的细胞叫干细胞，可以用来治疗白血病、淋巴瘤等恶性肿瘤和血液病。换言之，这些细胞可以拯救生命。

如果你打算储存或捐献脐带血，产前需要告知医护人员，需要填写相关表格，脐血库还会在 34 周时对你进行检测。你需要把这一部分内容包含在你的分娩计划里。脐带血必须在胎儿出生后、胎盘娩出前留取。

如果你想留取和保存脐带，有一些决定要做。一些私人实验室可以帮你储存脐血，按年收费，可以用于你、你的孩子和你以后的孩子。可以向医务人员咨询具体的机构。像保险一样，希望你没有机会使用，但一旦有需要，储存的脐带血可以给你和家人多一份保障。你也可以选择捐献。

加拿大血液服务中心有指定医院，可以免费收集、储存脐带血，供加拿大和全世界需要干细胞移植的患者使用。更多信息可以查询

> **下面网站提供更多关于脐血库的信息**
>
> - *www.blood.ca/cordblood*
> - *www.hema-quebec.qc.ca*
>
> 私人脐血库网站上也有相关信息。
>
> 医护人员会对你的选择提出建议。

网站:*www.blood.ca/cordblood.*

母婴皮肤接触

产后早期的母婴皮肤接触很重要,这种皮肤接触应该至少持续 1 小时,或者持续到初次哺乳。早期皮肤接触能帮助宝宝适应子宫外的环境,有助于开始母乳喂养。如果母亲的健康不允许,这种早期皮肤接触可以由伴侣或他人完成。如果是宝宝的状况不允许,在条件允许后,尽早开始皮肤接触。无论是否母乳喂养,早期皮肤接触对宝宝都很重要。

开始母乳喂养

研究显示,早期皮肤接触有利于母乳喂养。婴儿天生就会吃奶,经常会寻找乳头,并做出舔嘴唇、吸吮的动作。有时因为医疗原因推迟了母乳喂养,在条件允许后要尽快开始皮肤接触,帮助宝宝学会吮吸母乳。

剖宫产后的母乳喂养

许多孕妇在剖宫产术后,只要不是全麻同样可以开始早期母婴皮肤接触。如果孕妇仍处于麻醉后的昏迷中,可以由事前指定的人员与婴儿进行早期皮肤接触。术后同样可以进行母乳喂养。如果由于某种原因宝宝不能生后很快接触到乳房,手的动作可以帮助宝宝开始吮吸母乳。

新生儿喂养

应该在婴儿出生前就做好喂养准备,母乳喂养对产妇和婴儿都很重要。

加拿大妇产科医师协会、儿科协会、营养师协会、健康协会、世界卫生组织、联合国儿童基金会,都建议产后 6 个月的纯母乳喂养,并建议继续母乳喂养至 2 岁以上(视婴儿意愿添加辅食)。早期选择富含铁的辅食,如鲜肉、家禽、鱼、蛋、豆腐、豆类、谷物食品等。

想了解更多关于辅食的信息,可以访问下面的网站:*www.healthycanadians.ga.ca/healthy-living-vie-saine/infant-care-soins-bebe/nutrition-alomentation-eng.php.*

何时喂养:了解信号

研究显示,最好在婴儿有早期饥饿表现时(如吸吮、张嘴、把手放进嘴里)开始喂养。当婴儿出现晚期饥饿表现时（如哭闹）再哺乳就会很困难。这些迹象被称为线索。与婴儿待在一起能帮你熟练掌握他的饥饿表现。每天至少哺乳 8 次，夜间同样需要哺乳。如果婴儿进食次数少，需要把他唤醒并哺乳。

纯母乳

研究显示，婴儿前 6 个月只需要母乳，不需要其他食物，也不需要额外喂水。

寻求帮助

当哺乳遇到困难时，建议你积极寻求帮助。很多地方、很多人都会帮助你母乳喂养（医院或分娩中心的公共卫生护士、助产士，母乳喂养中心的或者专业的母乳喂养专家，也叫母乳顾问，甚至其他妈妈）。

母乳喂养：最天然、最健康的喂养方式

母乳喂养的重要性已经得到了公认。母乳就是为婴儿量身打造的，可以保护婴儿免受感染、减少婴儿猝死、降低儿童肥胖；还可以推迟产妇月经，降低卵巢癌、乳腺癌风险。

目前，加拿大有 90%的产妇选择母乳喂养，但只有 1/4 能够坚持产后 6 个月的纯母乳喂养。纯母乳喂养是指不添加任何水和辅食。母乳中含有的抗体能完善婴儿的免疫系统，抵御疾病，降低感染风险。

母乳易于消化，母乳喂养的胎儿很少呕吐和便秘，很少引起婴儿过敏。母乳还可以促进婴儿肠道、神经系统、免疫系统发育。

如果需要了解更多关于母乳方面的信息，可以与其他母亲交流，也可以咨询专门的组织，或者到医院、诊所、私人健康中心寻找母乳喂养方面的专家。

母乳喂养从初乳开始

多数婴儿在出生后 1 小时就已经准备好被喂食。产后 2~4 天内，你分泌的少量乳汁称为初乳，初乳含有抗体、γ−3 脂肪酸，以及均衡的矿物质、维生素、微量元素等，能完美地满足婴儿此时的需要。

多数婴儿出生后 2~4 天会有体重减轻，程度不应该超过出生体重的 7%，并且在 2 周内恢复。如果担心婴儿体重存在异常，可以咨询医务人员。

在婴儿有饥饿表现时及时喂养（如吮吸拳头、吧唧嘴、试图吮吸靠近他的嘴的东西），不要喂水。

大部分母亲可以母乳喂养。有时可能因为医疗或是个人的原因决定给孩子用配方奶粉，需要在做出决定前了解相关详细情况，也可以寻求医务人员的帮助。见第 166 页“喂养你的宝宝”找到更多宝宝喂养的信息。

母乳喂养的神话，对还是错？

1.母乳喂养是人类的天性，简单易行

正确。当你和婴儿开始规律母乳喂养后，这将成为最简单、方便的喂养婴儿的方式。像所有新事物一样，你需要时间去学习并熟练掌握，要有耐心，要坚持下去。

2.我不确定是否能坚持母乳喂养 2～3 个月以上，所以我不应该哺乳

错误。即使只有几天，母乳喂养对你的宝宝也很重要。即使你不确定哺乳的时间长短，也要尽量进行哺乳，这能使宝宝从母乳中获益，也给自己留下选择的空间。

3.母乳喂养的妈妈会被宝宝绑住

正确。但所有的新妈妈都会被她们的宝宝绑住。不论是否哺乳，新生儿都需要频繁喂食，准备奶粉需要花费更多的时间。妈妈的天性就是待在刚出生的宝宝身边。给宝宝哺乳，让宝宝感到舒适，同样会让你感觉愉悦。你有在公共场所哺乳的权利，把宝宝带在身边不会那么不方便。

一些妈妈担心失去与他人交流的机会而感到孤单，很多社区有母亲-对-母亲的支持小组和母乳喂养支持小组。可以告诉你的保健医生或者去健康中心询问你所在的社区相关的支持。

4.多数母亲能产生足够的母乳

正确。哺乳本身会帮助身体进行调整，以适应你的宝宝的需要。部分产妇担心泌乳不足，她们可以寻求催乳师的帮助。当存在疑问时，可以咨询医务人员或社区互助小组。

5.宝宝用不同的方式吮吸母乳和奶瓶

正确。用奶瓶的宝宝，和母乳喂养的宝宝吸吮方式不同。一些宝宝会被奶嘴和乳头弄混，一些宝宝用奶嘴后拒绝再吸乳头。使用橡胶奶嘴，可能会使部分宝宝不再愿意吸乳头。

6.如果哺乳，我应该一次都不使用奶瓶

许多母乳喂养的宝宝从不使用奶瓶。吮吸橡胶奶嘴和乳头的感觉不一样，有时宝宝会迷惑或更喜欢吮吸奶嘴。多数情况你的产乳量足可以满足宝宝，不需要添加。当你需要暂时离开宝宝时，有很多方法可以尝试。把奶挤出来喂宝宝。挤奶后用滴管或注射器喂给宝宝，都是不错的选择，或者用杯子喂宝宝。

在做出选择前，可以与有经验的母亲交流以了解不同的方法。研究表明，给宝宝人工奶嘴的奶瓶会提高早期断奶（停止母乳喂养）的可能性。

7.宝宝应该在 6 个月时断奶

错误。母乳是婴幼儿最好的食物。世界健康组织建议，婴儿在前 6 个月纯母乳喂养，之后继续喂养（添加辅食）至 2 岁，建议尽可能延长哺乳时间。

8.某些母亲不应该哺乳

很少见。多数药物会进入乳汁，母亲患有某些疾病或在服用某种药物时，可能不适宜哺乳。具体情况需要咨询医务人员。

9.隆胸术后的母亲不应该哺乳

错误。多数做过隆胸术的母亲可以哺乳。

10.蓝色或水样的母乳没有营养价值

错误。乳汁的颜色和气味可能有很多种，所有的母乳都对胎儿有营养价值。

11.少量的初乳可以满足婴儿最初几天的需要

正确。初乳含有水分、糖、蛋白、微量元素，还含有保护婴儿的独有抗体，这是从其他食物中不能获得的。

12.用橡胶奶嘴(安抚奶嘴)帮助宝宝学习吮吸

错误。橡胶奶嘴不能教给宝宝好的吮吸方法，还可能掩盖宝宝饥饿的表现，并有传播感染的风险。皮肤接触等其他方法能帮助宝宝学习吮吸。

13.应该在宝宝有饥饿表现时哺乳

正确。在宝宝有饥饿表现时及时哺乳，能够让宝宝更愉悦和满足。多数宝宝每天至少需要哺乳 8 次。

14.母乳喂养的胎儿需要喂水

错误。母乳里含有宝宝所需的足够的水，单独喂水不能提供营养，还会让宝宝在哺乳时吃得少。

15.如果哺乳，我应该吃得好

每个人为了健康都应该吃得好。哺乳期妇女需要更多的能量，可能需要额外加餐。营养饮食，可以帮助你更好地恢复。即使你没有食用健康食品，母乳喂养对宝宝仍然是最好的选择。

16.在回去上班前，我需要断奶

错误。上班族母亲有几种选择，部分人会在上班时把母乳储存，留给宝宝第二天吃；部分人把宝宝带到公司。可以在 *www.chrc-ccdp.gc.ca/eng/content/policy-and-best-practices-page-2* 上查询你在哺乳期的相关权利。

我在孕 26～32 周的旅程

产检时进行体格检查，包括测量体重和胎儿大小。医务人员会与你讨论：早产的征兆及预防措施，你是否合理地饮食和运动？你是否远离烟酒？你的工作强度是否过大或者让你疲惫不堪？你是否充分休息？

如果接受超声检查，医务人员会查看结果，并与既往检查进行比较。

医护人员还会和你一起复习你的分娩计划。和医生一起探讨这些事情，熟悉相关内容，会帮助你对将如何经历后面的分娩过程有一个比较清楚的认识。首先你要考虑对你、你的宝宝和你的伴侣怎样才是最好的，基于此，再考虑之后要如何做。

我在孕 32～36 周的旅程

每 2～3 周产检一次，产检时测量体重和胎儿大小。医务人员继续关注你是否有早产的表现。焦点在胎儿的健康及生长状况。

产检时，医护人员会和你一起复习你的分娩计划（见第 93 页“制订分娩计划”），对分娩有任何顾虑都可以和医护人员讨论。

胎儿在快速生长，保持健康饮食很重要。

跟进我的孕期检查

日期：

孕周：

血压：

体重：

需要和保健医生讨论的事情

关于母乳喂养的问题

关于分娩计划的问题

关于体重和营养是否有变化的问题

其他关心的问题

我的待办事情清单

第5章

为宝宝的出生做准备

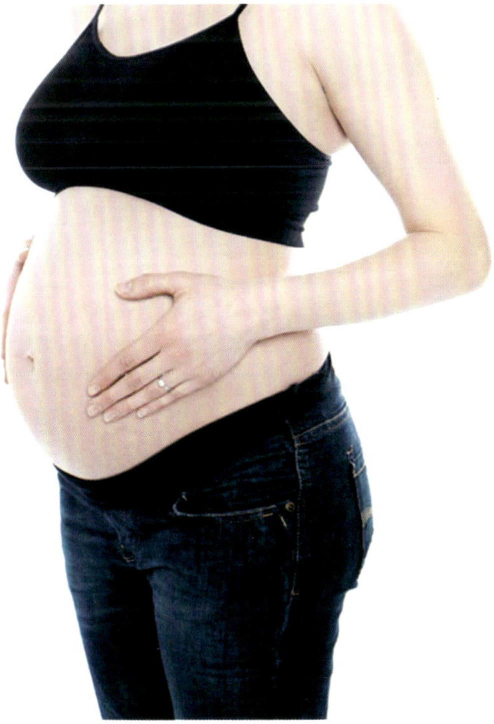

临产前需要考虑的重要事项

- 临产时如何联系陪产人员？
- 你是否有代班人员？

如果你即将在医院或者生产中心完成生产：

- 谁带你去医院？临产前你不该再开车而是努力照顾好自己，如果打车需要带上现金，必要时可以联系急救车。
- 到医院有多远？提前算好时间。
- 如果路况差、天气不好，或者你不得不在出行高峰赶往医院，那么你一定要选好备选路线来避免任何你可能想到的问题。例如，在哪停车？是否需要提前登记停车位还是可以直接去？
- 谁来照顾你的大孩子？
- 是否需要有人照料宠物？
- 列一张生产方案和联系人通信录。
- 如果在家分娩，根据产科医生建议准备好所需用品。
- 如果想保留胎盘，提前告知医护人员并签署文件，准备好储存工具。

欢迎来到胎儿出生前的最后一章！分娩一般发生在妊娠的第37～42周，你最好提前做好准备。这里，我们将讨论你在妊娠最后阶段的常见不适、过期妊娠、先兆临产与临产的区别。总之，妊娠即将结束，你将迎来新的家庭成员！

变化着的身体

到了妊娠末期，你的身体变化会更加明显。骨盆关节更为松弛，并可能出现背部等区域的疼痛；乳房更饱满、沉重，并可能少量泌乳（并非所有孕妇在生产前都有乳房泌乳）；腹部变得更大、更重，并可能会有肚脐突出；腹部棕色线的颜色（妊娠期色素沉着）可能变得更深。

子宫开始出现无痛的不规律收缩。另外，由于盆腔血管被子宫压迫得更严重，足部和脚踝可能出现肿胀。

分娩前，多数胎儿是头朝下深入骨盆的，这称之为“入盆”。入盆后胎儿比之前位置更靠下，让你感觉“（孩子）下去了”“（肚子）放松了”。多数情况下入盆是一个逐渐的过程，有些孕妇直到临产后才入盆同样是正常的。

入盆后，你会有不同的感觉，仿佛你的宝宝在你身体里的位置比以前要低得多；同时，你的呼吸会更轻松。有时，入盆会使腹背部肌肉拉伸感更强，你的背痛会更明显。

足月儿

足月的胎儿发育成熟，身长为46～51cm，体重为3～4kg。

他的眼睛可以随着醒睡或睁或闭，他的肺脏开始产生肺泡，表面活性物质可以帮助他出生后第一次呼吸。此时胎盘直径大约为 20 厘米，厚约为 2.5 厘米。

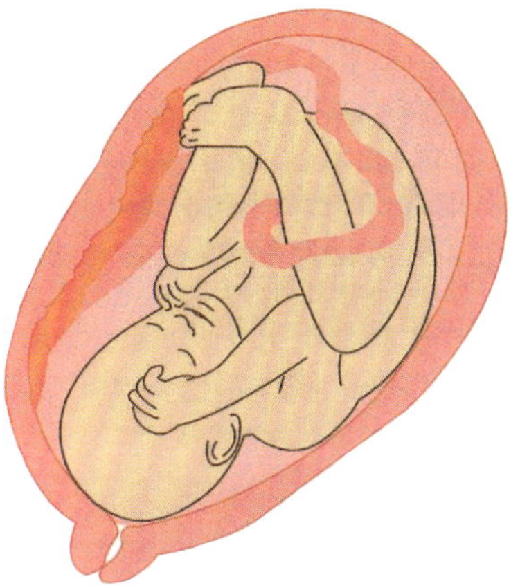

足月的胎儿

晚期妊娠的常见不适

接近妊娠 40 周时，许多孕妇的身体已经做好分娩准备。她们更明显地感觉到胎儿带来的背部和骨盆的压力。准妈妈们开始步履蹒跚，这是她们的身体在提醒她们：是时候了！

睡眠困难

睡眠困难在孕期很常见，到了孕晚期更明显。增大的腹部使你难以找到舒适的睡眠姿势，频繁地起夜同样也会影响睡眠。你可以试着用几个大的枕头支撑大腿、腹部、背部，以躺得更舒适。后背按摩、睡前热水浴、卧室凉爽、不喝咖啡、睡前几小时不进食，都会帮助你改善睡眠。冥想和意念练习也可能有帮助。除非医嘱，否则不要使用安眠药。

按需打包

如果你需要在医院或生产中心生产，你需要在预产期前几周收拾好必需品。医院或者生产中心可能会给你一些打包必需品的建议。

临产时可能没有足够时间收拾行李，最好提前打包所需物品。

打包物品清单

- ☐ 书、笔、纸。
- ☐ 分娩计划的复印件。
- ☐ 家居服、睡衣、拖鞋。
- ☐ 返家时的宽松的衣服。
- ☐ 换洗袜子。
- ☐ 内衣（适合哺乳或支撑较好的内衣）。
- ☐ 内裤。
- ☐ 卫生巾。
- ☐ 牙刷、牙膏、梳子。
- ☐ 相机和电池。
- ☐ 充电线、充电插头、充电宝、备用电池等。
- ☐ 硬币。
- ☐ 协助分娩的小物品，如背部按摩精油、网球。

（待续）

打包物品清单(续)

- □ 如果你更想用自己的枕头而不是医院的,那么你需要选择颜色不同的枕套以避免混淆。

按需打包

打包婴儿用品,包括:
- □ 返家时的衣服;
- □ 尿布和湿巾;
- □ 专门的婴儿毯;
- □ 温暖的毯子;
- □ 帽子;
- □ 专用汽车座椅;
- □ 医院建议的其他物品。

阴道分泌物

孕期阴道分泌物可能会增多,孕晚期会更明显。

分泌物应该是:干净、黏性、无臭味的。

如果分泌物是黏稠的, 白色或血性的,那么你的宫颈黏液栓可能已被排出,你的宫颈可能已经打开;如果是水样的,你可能出现了胎膜破裂;如果分泌物有臭味,你可能有了感染。阴道疼痛、瘙痒是异常的表现。如果出现了上述异常情况,你应该联系医务人员。

假宫缩

假宫缩很常见,一般是轻微无痛且不规律的,许多孕妇甚至不会察觉,可以视为子宫在做练习。真正的宫缩开始于分娩,并会逐渐变得更频繁、更强、更规律。下文列出来假宫缩和宫缩的具体区别。如果感觉自己临产,请立即联系医务人员。

过期儿

10%的孕妇41周或超过预产期一周还没有分娩,称为过期妊娠,这时的胎儿被称为过期儿。此时需要通过末次月经和早期超声核准预产期,因为不准确的月经周期和晚期超声都可能存在误差。

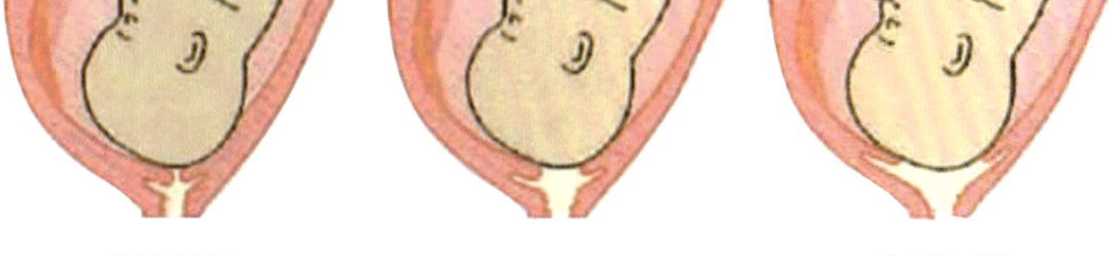

宫颈封闭　　　　宫颈打开

真宫缩与假宫缩的区别

真宫缩常伴随规律的疼痛并将继发生产。但是，在宫缩前可能会有几次假宫缩。假宫缩虽然带来近似生产的感觉，但会逐渐消失。这样的宫缩并不是没有意义的，相反，这是在帮助身体做好生产准备。如果不确定自己是否真正临产，可以数1小时的宫缩情况，记录宫缩的间隔时间、强度变化和每次持续时间。

真宫缩与假宫缩具体区别如下。

宫缩的强度：真宫缩强度随时间逐渐增强，你会感到子宫变硬；假宫缩不会随时间逐渐增强，还很可能会减弱或消失。

宫颈是否改变：真宫缩使宫颈变软、变短、开大，开大到3~4厘米时产程进入活跃期；假宫缩不会引起宫颈变化，也不会引起宫颈变软、变短、开大。

宫缩的频率：真宫缩会变得很规律，你可以预测宫缩的到来，临产后可间隔5分钟（或更短）持续30~70秒；假宫缩没有规律性。

胎盘老化

少数过期儿会存在健康问题。目前我们并不清楚过期产的原因，但这可能与胎盘老化有关。胎盘老化时会失去部分正常功能，不能提供胎儿需要的营养、血液和氧气。某些情况下，这可能会导致胎儿宫内窘迫、生长缓慢。

确认过期儿的健康

如果你的胎儿是过期儿，需要医务人员密切监测宝宝的健康状况。你也可以仔细记录胎动（见第89页）。同时，你最好进行超声检查来测量羊水量，并进行胎心监护。医生可能建议进一步检查，并可能与你讨论是否进行催产（详见第6章）。

我在孕36~42周的旅程

最后4~6周，你需要每周进行产检。这时，医务人员会密切监测你和胎儿。医生需要明确：你和胎儿的情况是否良好，胎儿是否已经准备好了迎接自己的出生。

跟进我的孕期检查

日期：

孕周：

血压：

体重：

需要和保健医生讨论的事情

我的待办事情清单

第6章

生产的时间到了

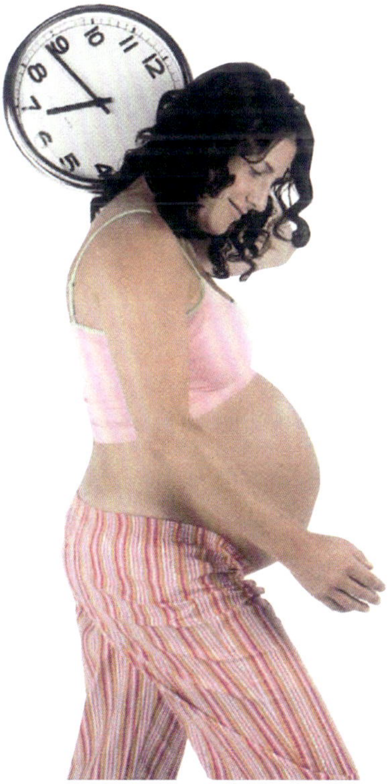

你已经处于众人所等待的那个时刻——分娩将至。本章我们将讨论临产的征象及随后分娩的四个阶段。我们将讨论"破水"、呼吸、体位、镇痛和助产技巧,以及讲解如何同你的宝宝建立纽带等内容。

因为有时会有意外发生，我们将讨论你可能用到的应对措施以便在分娩的过程中保护你和宝宝的安全。

经过数月的等待,你将开始感受到分娩的开始。同大多数女性一样,你可能感到惊讶、兴奋,甚至有些害怕。但是你在这次九月怀胎的"奇迹"中——从一个比英文单词 Life(生命)中字母 i 上的小点还小的受精卵长成为一个会呼吸、活生生的人——扮演着重要角色。你即将经历把一个新生命带入你的家庭中的喜悦。

如果你分娩的是双胞胎或多胞胎

双胞胎或者多胞胎的分娩过程,可能会与这章所描述的有些许不同。你可能已经同保健医生或者专科医师讨论过相关事宜。本章将帮助你了解关于分娩和出生的基础知识。

出现以下一种或多种情况需要去医院或生育中心

- 你"破水"的量很大或持续流液。
- 你的宫缩规律,间隔 5 分钟一次(到医院或生育中心的路程在 30 分钟以内)。
- 你的宫缩规律，间隔 10 分钟一次(到医院或生育中心的路程在 30 分钟以上)。

当分娩开始

没有人可以预测你什么时候临产。没有哪一件事情可以单独引发临产,尽管我们认为激素可能在其中起重要作用。因此,这章为你讲解的是临产的征象,并帮你做好准备去应对。

如果你不确定该怎么做或者不知道如何测量你的宫缩,请联系你预约的医院、生育中心的产科或保健人员。如果你有助产士助产,她(他)将在你出现临产征象的时候指导你联系谁或者什么时候联系。

临产征象

有的女性知道自己即将临产,其他人可能不太确定。有时候这对于你的保健医生也是有难度的。如果你存在疑虑,应该联系你的产检医生或者前往医院、生育中心进行评估。

黏液栓:怀孕期间在你宫颈的开口处有黏液栓形成。当你的宫颈开始打开（或舒张),栓子脱落。它是一大块黏稠或者越来越黏的分泌物，其中可能含有血块。这可能发生在临产前的很多天，因此你可能需要等待其他临产信号。

见红：见红是由于当宫颈开始变薄、张开，毛细血管破裂出血所致。可能为粉红色或淡红色。这是分娩开始的早期征象，如果血为鲜红的，应该去你生产的地方进行评估。

胎膜破裂：你可能听过“破水”这样的表达，医学名词为胎膜破裂，即围绕在你的宝宝的周围含有羊水的羊膜囊开始渗液或者完全破裂流出。它可能发生在临产前的数小时，也可能在分娩过程中的任何时间。当这一征象发生时，无论是否开始宫缩都要去医院。

宫缩：分娩通常从子宫的收缩开始，你的子宫开始发紧然后又松弛下来。宫缩时宫颈张开并帮助宝宝下降至产道（见第 109 页“真宫缩与假宫缩的区别”）。真正分娩的宫缩是疼痛且规律的，一般持续 30 ~ 70 秒。

我有宫缩，这是临产吗？

许多因素可帮你确定是否为临产。当你有疑虑时，应联系或者去见医生。

一旦你经历宫缩，以下是需要考虑并写下的关键因素。

- 宫缩的频率——计时并记录你的宫缩，从一次宫缩的开始到下一次宫缩的开始，以及每次的持续时间，例如每 10 分钟出现，持续 30 秒。
- 宫缩的强度——它们有多大力量？你能感受到子宫实际变硬了，而且宫缩引起了不舒适和疼痛吗（通常在下腹部或者后背）？
- 持续时间——你出现宫缩有多长时间？或者说你已经出现宫缩几个小时，整个下午还是……？

分娩支持的重要性

你可以依靠分娩过程中医务人员的支持，但是如果有人提供额外的支持你会更有信心。选择一位你信任的、让你感觉舒服的人陪产，能够在分娩过程中给予你鼓励，了解你的需要。

陪产人员通常是医生之外的其他人，可以是你的伴侣、亲属、朋友，也可以是月嫂。

月嫂是经过专业培训的人，可以陪伴孕妇和她的伴侣度过产前、产时和产后。她们可以是重要的支持人选，在其他陪产人员之外可供选择。培训的时间各有差异（有的为一周的课程，也有 2 ~ 3 个月的培训）。雇佣月嫂是个人选择，费用不在医保范围内。

帮助你的陪产人员准备

陪产人员也需要准备，尤其当这是他们经历的第一次陪产时。他们可能会考虑在分娩过程中如何帮忙，有的可能也会担心感到紧张或恶心以及不能提供足够的支持等问题。

以下是针对陪产人员的一些建议。

- 感到有些紧张很正常，尤其如果这是你第一次经历陪产。
- 你的出现对于即将分娩的准妈妈已经很特别了，你不一定总是需要“做什么”以示支持。
- 临产前，你可以帮助做些家务并鼓励孕妇休息。
- 熟悉她的分娩计划，这样在准妈妈分娩和宝宝出生时你可以更好地支持。
- 分娩中你保持冷静就是帮助。你可以提供言语鼓励，并帮助产妇在宫缩间歇休息。
- 帮助她调整呼吸时要跟随她的节奏。她的身体常常会提示什么样的节奏对她来说是最好的。
- 如果她感到渐渐失去控制，你可以通过宫缩期间的交谈和眼神交流帮助她。宫缩间隙你们可以讨论可能帮助她更好合作的方式，例如按摩、改变体位或仅仅让她休息。
- 要灵活。计划常常不如变化快，产妇也可能就如何应对她的疼痛改变主意。如果她改变主意，你必须提醒她是分娩的主体，而且她可以选择。
- 记得在分娩期间照顾好你自己。按照你的节奏进食、饮水及休息。

你的分娩生育团队

你可能选择了在家、医院或生育中心分娩。在大多数情况下，医院分娩通常从你到达后见到你的产科护士（在中国为预约登记医生）开始。大多数分娩生育专业人员是注册护士，但是有的也接受助产士的培训。条件允许时会是同一个护士陪伴你分娩和新生儿出生的过程。注册的助产士，在医院或是其他机构，也会在孕期、分娩及出生期间照料女性。

研究显示，专门照顾你的护士或助产士对你的分娩有帮助。这些人员配置会帮助你掌握能让分娩更加容易的技巧。他们非常有经验，并能区分出生过程是否顺利。

产程

产程分为四个阶段：

- 第一产程从你第一次有规律的宫缩时开始，结束于你的宫颈完全张开(舒张)约 10 厘米；
- 第二产程开始于你的宫颈完全张开(舒张)，结束于你的宝宝出生；
- 第三产程开始于宝宝出生后至胎盘娩出；
- 第四产程是在宝宝出生后妈妈开始从分娩结束后恢复的短暂时间。

初产妇的分娩时间平均为 12～14 小时，对于已经生育一个孩子的女性而言时间通常有所缩短。这些只是平均数，而每一次分娩都是不同的。没有人能够预测你的分娩是什么样子或是持续多长时间。

怀孕早期你的宫颈是一个厚壁的管道，长约 2.5 厘米(约 1 英寸)，它是关闭的。在你怀孕的最后几周里激素使你的宫颈变软，称为宫颈成熟。一旦分娩开始，宫缩使已成熟的宫颈消失(变薄)、扩张(张开)。在第一产程末期，你的宫颈口张开约 10 厘米(约 4 英寸)，边缘变得非常薄。此时你的子宫、宫颈和阴道自发形成了一个供胎儿通过的连续性产道。

监测分娩中的宝宝

对于低危的妊娠，在分娩过程中检查宝宝活力的最好途径是通过妈妈的肚子听他的心跳。护士或者助产士常常定期用听诊器或多普勒(用于识别宝宝心跳声音的超声仪器)检查宝宝的心率。

在分娩期间，胎心通常以这样的间隔检查：

- 第一产程每小时 2～4 次，每次在一次宫缩后持续 1 分钟以上。
- 第二产程开始，准妈妈开始用力，每 5 分钟一次。

如果你是高危妊娠或分娩过程中出现问题，你的医疗团队会需要使用一些种类的电子监护仪来了解宝宝的情况，尤其宫缩的时候。这种形式的监护通常见于以下情况：

- 宝宝的心跳过慢或过快。
- 宝宝仍在子宫中但已开始了肠蠕动即产生胎粪（宝宝的首次排便）。

应用电子监护仪来监测胎儿非常常见，但是仅用于担心宝宝的心率或妈妈有已知的医疗风险的情况。除非是用无线监护仪，否则它会在分娩期间限制妈妈走动或自由活动。它可以监测并记录宝宝的心率，以及妈妈宫缩的时长和力度。

有时采集一点儿宝宝头皮的血样（胎儿头皮血）是有必要的，用于检测血氧和pH值水平。

外部监护	内部监护
妈妈在肚子周围系一个带子	一个连接监护仪的小电极插入妈妈的阴道
带子上有连接监护仪的导线	一个从张开的宫颈口能够接触身体部位的头皮夹（通常在头顶）

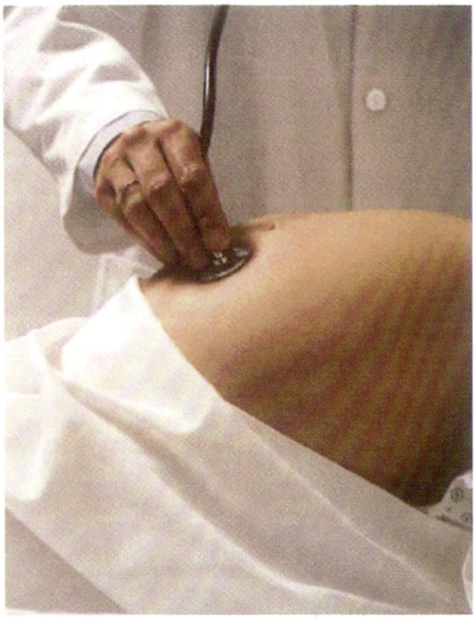

第一产程

第一产程通常是持续时间最长的，可以分为早期、活跃期及过渡期。

早期（潜伏期）：0~3cm

在这个阶段，你可能难以确定是否临产。追踪你宫缩的力度和规律，并密切注意是否引起了宫颈的变化可以帮你确定是否临产。此时如果去医院，你可能会被检查并观察几个小时或是被告知回家等到真正临产。

在潜伏期或是临产早期，吃些清淡食物、喝点水、泡个热水澡或冲个淋浴。如果你已经有不规律的宫缩并变得疲惫，可能需要一些镇痛药物帮助你休息，使你在分娩变得越来越强烈时重获体力。

活跃期：3~8cm

你将注意到宫缩变得强烈许多，它们每次持续约45秒，3~5分钟发生一次。随着宫缩的进行，宫颈会持续变薄并扩张。在这个阶段的末期，你的宫颈可能会张开到 8cm。你可能会出现很多情绪变化，这都是正常的。尽量在宫缩间隙放松。尝试呼吸技巧来专注并适应宫缩。你可能开始感觉非常疲劳，因此在宫缩间歇尽可能地休息。你可能会出现背痛，因为宝宝的头部正落在你的骨盆里。

过渡期：8~10cm

现在你可能快要接近第一产程的尾声了。你的宫缩可能间隔 2 ~ 3 分钟，每次持续 60 ~ 90 秒。它们将帮助宫颈充分张开至 10cm。对许多女性而言，在过渡期分娩实际上会减慢，而且可能需要用更长时间张开最后的 2 厘米。当你的宫颈扩张最后的几厘米时，宝宝的头部应该已慢慢下移入骨盆。

进展缓慢的时候

分娩进展缓慢非常常见。如果这是你的第一个孩子，从活跃期到出生的时间平均为 12~14 小时。如果扩张缓慢，你可以输注缩宫素（一种合成的激素），使你的宫缩更加强烈和频繁。缩宫素可能会在以下两方面起作用。

- 阻止分娩进行得过久（使妈妈筋疲力尽并使宝宝受压）。
- 它降低了剖宫产的概率。

能使分娩轻松些的非药物性方法

如果你放松且充满自信，分娩会变得容易些。很多可以用来帮助你轻松分娩的方法，也能帮你放松思想并且始终控制好你的身体。

你和你的陪产人员或许在临产前数周到数月已经学习并练习许多不同的技巧。谨记对于其他人有效的技巧不一定对你有效，这就是为什么尽可能知道更多的技巧。

特殊的呼吸方式

分娩时的方式可能有助于你更好地控制自己的身心。有时你只要跟着身体的引导按照你感觉正确的节奏呼吸就可以。你可能会发现以下三种呼吸技巧有所帮助。

缓慢呼吸

缓慢、深大的呼吸在分娩早期效果最好，因为它能帮你将你的注意力从宫缩移开。从你的口或鼻深吸气开始，之后闭紧嘴唇，像是要吹起一个气球，然后非常缓慢地呼气。对许多女性而言，这种呼吸的速度和节奏是自然而然的，但是一个便捷的规则是吸气时数 3 ~ 4 个数，呼气时也数 3 ~ 4 个数。

许多女性在分娩时发现这种缓慢呼吸的方式在整个产程都是有帮助的。

浅/快呼吸

这种呼吸方式最好在分娩的活跃期，即宫缩变得更强、更频繁的时候使用。当一次宫缩开始时，先缓慢呼吸，随着宫缩变得越来越强，缩短你的呼吸。在宫缩高峰期(最强点)时浅吸快呼，发出类似小狗喘气样的鼓气声音。当宫缩开始减弱时再放慢呼吸，并做个深大清肺式的呼吸。

应对第一产程潜伏期	
你可以	**你的陪产人员可以**
• 泡热水澡或冲淋浴 • 同你的陪产人员散步或看电影 • 使用放松的技巧 • 宫缩时缓慢深大呼吸 • 清淡饮食以保持体力	• 如果去医院或生育中心生产，把整理好的包放在车上 • 按摩背部或足部帮你放松 • 必要时通知他人已经临产 • 鼓励你散步、休息、进食、饮水 • 记录你的宫缩间隔时间 • 保持冷静和舒心 • 帮你准备清淡饮食并提供充足的液体

应对第一产程活跃期	
你可以	**你的陪产人员可以**
• 放松；跟随宫缩的节奏 • 采用浅/快呼吸或缓慢的呼吸方式 • 经常变换体位，活动可加快产程 • 破水后期待宫缩自己变得越来越强 • 需要时可要求镇痛 • 运用可视化技巧帮自己集中精神 • 泡热水澡或冲淋浴 • 寻求帮助，让别人知道你的需求	• 按摩你紧张的肌肉 • 陪伴你 • 帮你呼吸，让你找到最合适的呼吸方式和节奏 • 鼓励并帮你经常改变体位，用枕头做支持。陪你走路，帮你坐起来，如果这是你想做的 • 宫缩时对你的背部施加有力的反作用力，宫缩间歇按摩你的背部 • 向你的医生、助产士或者护士传达你的意愿 • 让你专注于分娩 • 鼓励你并告诉你已经完成的程度，帮你度过每一次宫缩，并为下一次做准备 • 支持你的选择，从不质疑，保持你的房间尽可能安静。保持冷静和舒心

应对到第二产程过渡期	
你可以	你的陪产人员可以
• 尽可能多走动，以让自己舒适 • 宫口开大 10 厘米以前，尝试用喘气–喘气–吹气的呼吸方式来对抗用力的冲动 • 每次只应对一次宫缩 • 想象你的身体像花朵一样张开从而使宝宝出来 • 宫缩间歇休息 • 用凉毛巾洗脸和手 • 换上罩袍 • 喝水或吮吸冰块，保持嘴唇湿润 • 如果你有想用力的冲动，告诉你的陪产人员、医生、助产士或护士	• 支持你对体位的选择 • 帮助呼吸，与你保持眼神接触，让你知道有人与你一起且使你更易控制 • 提醒你产程即将结束，宝贝即将出生，保持冷静并提供积极的支持 • 如果你愿意可按摩你紧张的肌肉，尤其背部下段，宝宝的头部可能对其产生压力 • 帮你用可视化技巧放松 • 如果对你有帮助的话，抚摸你的脸、头发或身体的其他部位 • 为你提供冰块或在额头放一块凉毛巾 • 在医生、助产士或护士到来前，帮你做过渡呼吸（喘气–喘气–吹气）来避免用力

过渡呼吸（喘气–喘气–吹气）

分娩的过渡期，即当宫缩最激烈时，你会发现很难做到缓慢呼吸，这种呼吸方式能帮你对抗这种没有充分扩张宫颈的推动。过程为“喘气－喘气－吹气”，你先深吸气，随后短促地喘气两次后再长长地呼气，清空你的肺。

分娩和出生时的体位

合适的体位可以让分娩更容易，你可以自由选择可以使产程更加容易的任何体位，并随心所欲地经常变换体位。分娩期间经常变换体位能促进产程进展，并帮助宝宝下降进入产道。

坐立位

坐直并稍稍倾斜是最常见的体位，这个体位可能会帮助子宫收缩，并能缩短第二产程。坐位对宝宝是一个好的体位，并能帮助宝宝下降进入产道。

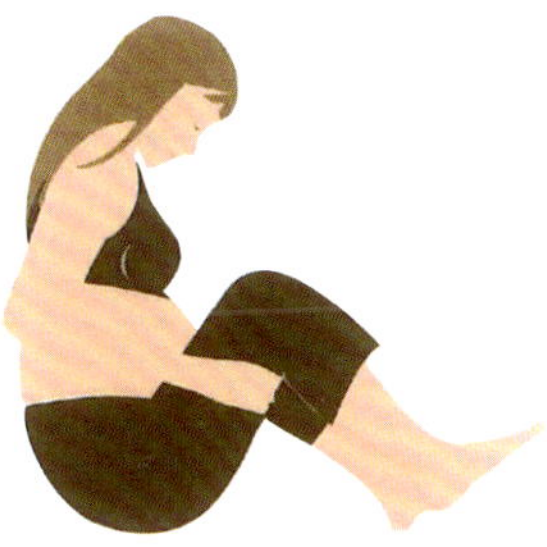

坐立位

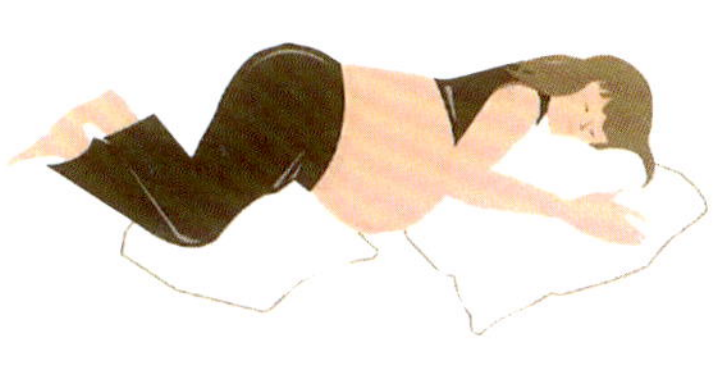

侧卧位

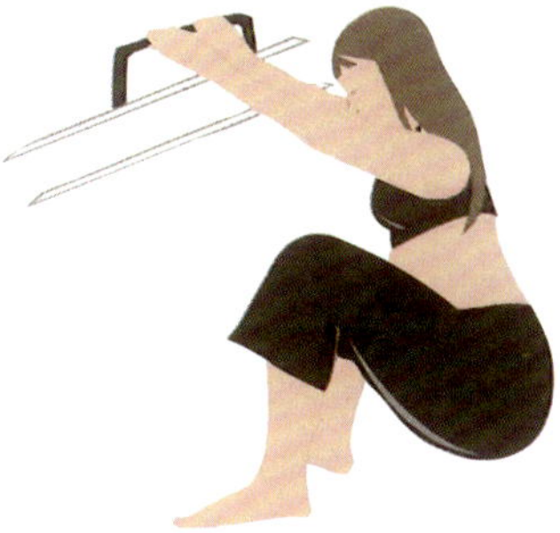

蹲位

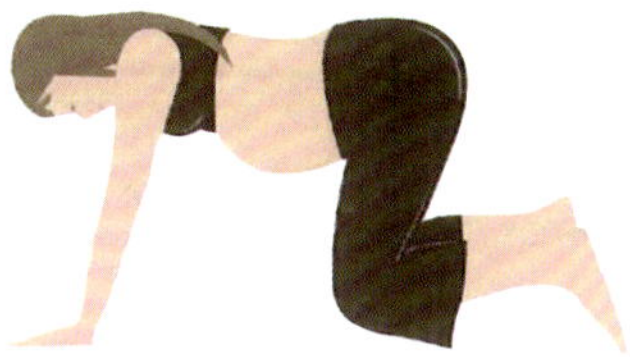

四肢跪地

侧卧位

侧卧位对于分娩和出生都是一个舒适的体位，如果你有心脏病、臀部关节疾病或下肢静脉曲张，这种体位在分娩期间可能会更轻松、安全。如果你选择这种体位，你的分娩教练在分娩过程中可以帮你抬着上面的腿。

蹲位

蹲位有两个好处，首先，它使向下用力更简单，因为重力可以使子宫前倾，这将帮助宝宝下降进入产道；其次，研究表明，蹲位还可以使骨盆增宽，给宝宝更大的空间下降并出来。部分医院在产床旁设有蹲位的扶手来帮助想选择这种体位的女性。

四肢跪地

这种体位在分娩过程中能缓解背部疼痛。部分专家认为，如果宝宝自己还没有调整过来，这种体位可以帮助宝宝调整为适合出生的体位。许多女性在宫缩间歇选择跪在地上前后晃动来减轻她们的背痛。

水疗法

水疗法包括在第一产程用水缓解疼痛及压力。

许多女性发现分娩时在淋浴、漩涡浴缸或盆浴时会感觉舒适。尽管水疗法并不能缩短产程，但当你没那么紧张时，你的身体能产生更多“好的感觉”，这叫内啡肽。分娩时应激水平下降能提高体内催产素的水平，它能使宫缩更有力、更规律。

开始水疗前最好让护士、助产士或陪产人员帮你一下。水温过高时会打开（扩张）皮肤血管使你的血压下降，这可能会使你感到眩晕。

如果你在水盆里停留时间过长，必须及时饮水或含冰块以避免身体过分干燥（脱水）。水疗时宝宝的心率仍需由护士或助产士定时监测（见第 115 ~ 116 页“监测分娩中的宝宝”)。当你在水盆里时,你和你的分娩教练也可以尝试一些可以使分娩更轻松的技巧,例如按摩、可视化材料、特殊呼吸方式等。

分娩时发出你的声音

你可能会担心产程中要大声哭喊。有的女性会这样,但有的也不会。医生、护士以及助产士在分娩期间听过各种各样的声响和噪声。许多女性在分娩时会大喊大叫,有的则会唱歌、抱怨、把身体或头晃来晃去,这些都是应对分娩的常见现象,你不需要为在分娩时发出声音而感到尴尬。

经皮神经电刺激疗法(TENS)

TENS 是一种安全的镇痛方式。它不借助药物,通过放在腹部或背部皮肤的电极发出小的电流脉冲刺激皮下的神经。电刺激疗法通过以下两个不同的途径来发挥作用。

- 电流脉冲阻断疼痛信号进入大脑。对于一个分娩中的女性而言,宫缩可能会引起疼痛,但是大脑不会感到疼痛。
- TENS 刺激你的身体产生更多好的感觉(内啡肽)。

如果你被这种方式吸引,医院或生育中心可能会帮你安排 TENS,这种设备可以租用。你应该在分娩前联系好,在你某次围生期就诊时告诉保健医生想使用电刺激疗法。这些小机器也可以在理疗师或医疗器材店买到。要提前确认这是否在你的保险报销范围内。

使用药物镇痛

用于分娩镇痛的药物主要有两类:止痛药和冷却药。

- 止痛药也称之为镇痛药。它可以整体减缓疼痛但不会使你失去身体任何部位的任何感觉。
- 冷却药又称之为局麻药。它们会引起你身体特定部位痛觉和其他感觉的消失。

建议提前同你的医疗团队讨论在你的生育计划中采用哪种镇痛方式。

止痛药(镇痛药)

止痛效果最强的是麻醉剂。在分娩中你可能会使用麻醉剂,如吗啡,一般通过臀部肌肉注射或静脉途径给药。它们能在减缓疼痛的同时使你困倦,这样你可以在宫缩间歇得到休息。它们也可能暂时影响你的宝宝,因为它们可以通过胎盘传输。

麻醉剂一般只在第一产程的早期或活跃期使用，以确保在宝宝出生前有充分的时间代谢干净药物。这能帮助确认你的宝宝出生时是清醒且活跃的。如果你需要止痛药而你的宝宝出生时“昏昏欲睡”,医护人员可以安全地给他(她)用药促使其快速清醒并能够自主呼吸。

冷却药(局麻药)

硬膜外麻醉是阻滞分娩疼痛的常见局麻形式。专科医师在你脊椎之间的小缝隙里插入穿刺针,注射药物,这样可阻滞那部分身体的神经以阻断疼痛。

当医生初次给你注入药物后,留置一个贴在体外的小塑料管,有这个小管在那里,可方便随后输入更多的药物。

硬膜外的仪器经常会连接输液泵,它可以在产程中保证你给药剂量的稳定。如果你认为需要硬膜外麻醉,在你分娩前请同你的保健医生探讨。如果你想要使用硬膜外镇痛而你在家中或生育中心分娩,硬膜外麻醉需要在医院里施行。

一氧化二氮气体

一氧化二氮气体是一种通过面罩吸入的麻醉气体。你可以在宫缩开始前拿着面罩吸入气体,它能在两三次呼吸后起到镇痛的作用。这种作用在你停止吸入气体5分钟后消失。一氧化二氮气体非常安全,而且不影响你的宝宝的健康。

第二产程

此时宫口已经张开10cm,并完全扩张。宝宝已经准备好下降进入产道。在第二产程里宫缩常常减慢。一般间隔2～5分钟,每次持续45～90秒。这让你的身体在宫缩间歇得到必要的休息。

用力

大多数女性在宝宝下降到骨盆一定程度时会有想要用力的冲动。用力可以缓解分娩的一部分压力。宫缩期间的用力下推被描述为来自女性身体和心灵深处储存能量的有力释放。当你开始下推时，可能感觉自己是有力、强壮并且可控制的。

不宜用力的时候

出现以下情况请延迟用力：

- 如果你的宫口还没张开到 10 cm；
- 如果你的宝宝还没有下沉到用力的最佳位置。

有时你无法控制不住如此强烈用力的冲动。有护士、助产士或陪产人员在旁边帮助你，会让你膝盖贴近胸部，并使用特殊呼吸中的喘气 – 喘气 – 吹气方式，直到你的宫口开全。

没有用力的冲动

一些女性没有感到用力的冲动，她们可能需要额外的帮助引导她们将宝宝娩出。这可能见于硬膜外麻醉的女性。

有些女性会经历一小段时间没有宫缩或她们的宫缩太弱没有用力的冲动。

如果你的宫口开全但是还没有感到用力的冲动，请放松并休息一下，这种冲动会准时到达。有时硬膜外麻醉会影响女性用力或减少她们用力的冲动，你的护士、医生或助产士会给你提供支持和建议。

用力的自然节奏

用力的方式并没有正确或者错误之分。尽管常常建议女性深吸一口气，保持，然后长长地稳定用力，但这也不一定是最好的用力方法。

当女性自然用力（未经指导并按照她们自己的节奏）时，她们倾向于每次宫缩时短时间用力 3 ~ 5 次，随着第二产程的进展，逐渐增加每次宫缩用力次数。自然用力时，女性每次用力时深吸几口气，然后缓慢地吐出所有气体。这种自然的用力方式使得宝宝在第二产程期间获得最多的氧气。有时这种自然的用力方式可能会慢几分钟，但不易使人疲劳。

为出生创造空间

宝宝出生时一般不会或极小可能损伤会阴(阴道底部的皮肤)。保健人员可能通过按摩会阴周围的皮肤帮助拉伸。大约70%的初产妈妈在宝宝出生后需要对会阴进行一些简单的小修补。当撕裂处缝合好后,医生可能会在这一区域使用局麻药使你更舒适。

研究表明,这些小的裂伤比会阴切开大的伤口要愈合得更好,痛苦更小。会阴切开是自阴道底部向直肠或一侧切开2.5~5厘米(1~2英寸),切开前保健医生会使用局麻药麻醉你身体的这一部分。

一些情况下,会阴切开术用以为宝宝的头部和肩部提供更大的空间或考虑到宝宝的情况用以加速分娩。只有需要的时候才行会阴切开术。

第三产程

这一分娩阶段从宝宝出生开始到胎盘从子宫中分离并娩出结束(宝宝出生后约30分钟)。你只需要稍微用力几次推出胎盘即可,这是一个放松的阶段。

只要你的子宫收缩并保持坚挺(并没有异常出血),最好是观察并等待胎盘娩出。

如果你需要修补皮肤裂伤或者会阴侧切术,要在胎盘娩出后再开始缝合。最后,为了帮助你的子宫缩小并最大限度地减少出血,你的保健医生可能会注射或静脉输注缩宫素,这是一种合成的激素。它可以减少女性分娩后的出血量,并阻止进一步出血(产后出血)。

这时你的护士或助产士会感受子宫的大小和形状,以确认子宫在持续收缩,出血在减少。你和你的护士或助产士在这时开始一起照

第三产程

进入第三产程,你可以:

- 休息一会儿;
- 把宝宝放在你裸露的胸前,皮肤直接接触;
- 感觉寒战发抖时可要一条温热的毯子;
- 在胎盘即将出来时用力推出。

你的陪产人员可以:

- 和你一起放松、享受同宝宝建立纽带的这个时刻,当你还很虚弱时,可为宝宝提供皮肤接触;
- 帮你调整到一个舒适的哺乳姿势;
- 帮你喂水或用湿布擦拭你的面部和双手。

顾宝宝。如果你和宝宝情况稳定，宝宝可趴在你裸露的胸前，开始皮肤接触。这种皮肤的接触不应该被打断或者催促。你的宝宝可能已经稳定并开始母乳喂养。无论妈妈决定如何喂养，早期皮肤接触对所有母亲都非常重要。

你可能会有寒战、怕冷甚至感到想吐（恶心）。恶心会很快消失，而一条温暖的毯子可以减少你的畏寒。

分娩后护理

一旦出生，你的宝宝将开始早期皮肤接触并剪断脐带。你的助产士或护士会擦干宝宝，同时他们将确定你的宝宝已经开始正常呼吸并观察宝宝的皮肤颜色、肌张力，并据此进行 Apgar 评分。关于 Apgar 评分的具体信息，见第 126~127 页。

脐带血血气

出生后不久可能会完成“脐带血血气”。保健人员可能从一段剪断的脐带中采集血样，用以检测氧气和 pH 值水平。pH 值用来测量宝宝血中电解质的平衡水平，是了解宝宝出生后健康状况的重要途径。

第四产程

第四产程从胎盘娩出后开始并持续约两个小时。这是休息、享受并恢复的时间。在这个阶段，在你分娩后休息的时候会被密切观测。你的护士或助产士会监测你的血压、心率、呼吸、子宫顶端的位置及阴道出血量。只要妈妈

宝宝出生后要通知的人

____

____

____

____

____

____

____

____

新生儿筛查

所有新生儿出生后都会进行筛查以确保健康。一般在出生后最初几天采血，以测试一些在看起来健康的新生儿可能存在的疾患。加拿大检测影响新生儿消化食物、产生激素（将影响正常的生长发育）及囊性纤维化的疾病。将结果发给医务人员，当有疑问的时候你将会被告知结果。听力筛查可能会在你的医院或者随后带你的宝宝去看保健人员的时候完成。如果你不在医院，你的助产士会帮你安排完成这些检查。如果发现听力问题，需要进一步检查。听力问题可能影响宝宝的语言和社交能力。

和宝宝的情况稳定，这些监测可以在宝宝皮肤接触时完成。其他项目，例如宝宝的称重和测量，可以在初次哺乳后再进行。

与宝宝建立纽带

你和你的宝宝在出生后应该待在一起，对你宝宝最好的位置是裸露地直接趴在你的胸腹或腹部，至少从出生后的第一个小时开始，持续到初次哺乳前，这样的直接皮肤接触，有利于你的宝宝“含住”——宝宝贴住胸部开始进食的方式。无论喂养方式如何，皮肤接触都很重要。医疗人员理解建立纽带过程并将为你提供支持。他们将把灯光调暗，这有利于宝宝睁开眼睛。

皮肤接触是你同宝宝建立纽带的最好方式，还可以帮助彼此保温并在出生后舒适。用你正常音量静静地并温柔地讲话。也许你能注意到宝宝在把脸转向声音的方向，并用眼睛来找寻你进行眼神交流。

产后最初的一两个小时，你们都会非常警醒，这是你们建立纽带并开始首次哺乳的最佳时间。

接下来的几天，抓住每个机会与宝宝说话。紧密地抱着宝宝并多与宝宝皮肤接触。缓慢且小心地抱起宝宝，托住头颈部，只要宝宝饿了就进行哺乳。

APGAR 评分

出生后 1 分钟、5 分钟会对新生儿的健康状况进行简易且快速的评估。Apgar 评分是帮助医务人员了解宝宝是否需要其他额外照顾的基本手段。

Apgar 评分测试从五个方面评分，包括宝宝的：

- 心率；
- 呼吸；
- 肌张力；
- 反射；
- 皮肤颜色。

每一部分根据宝宝的反应来测量，从 0 ~ 2 打分。0 分是最差的反应，2 分是最好的反应。这个测试的总分就是 Apgar 评分。大多数宝宝的评分在 7 ~ 10

分之间。

举例如下：

一个宝宝出生时心率 140（2 分），哭声有力（2 分），有一些活动（1 分），咳嗽（2 分），全身粉红（2 分）。在这个例子里，Apgar 评分的总分是 9。

出生 5 分钟后总分 7 分以上预测是一个健康的宝宝。

Apgar 评分			
	0 分	1 分	2 分
心率	无	减慢，<100 次/分	≥100 次/分
呼吸	无	微弱	良好，哭声有力
肌张力	无力	一些活动	活跃
反射	无反应	皱眉，抽泣	咳嗽或喷嚏
皮肤颜色	青紫、苍白	躯干红润，四肢青紫	全身红润

分娩过程中的医疗干预

引产

过期妊娠是引产的唯一原因。如果你的分娩尚未自己启动就已经破水，你和你的医生或助产士一起将在引产和等待它自己启动之间抉择。任何一个选择都可能是正确的。它取决于很多因素，例如破膜时间、宫颈是否成熟、感染风险以及你自己的感受，最后确定等待还是引产。

怀孕 40 周或之前需引产的其他原因如下：

- 孕妇患高血压并一直加重；
- 孕妇患其他疾病如糖尿病；
- 有迹象提示宝宝生长欠佳；
- 其他医疗上的考虑。

引产只能在这些确凿的医疗原因下进行。

如何进行引产

引产的常用方法如下。

促宫颈成熟：宫颈一般在临产前已经变软、变宽、变短，称为宫颈成熟，这对顺利分娩非常重要。引产前宫颈还不成熟者，医务人员会建议促宫颈成熟治疗。常用方法是阴道穹隆（阴道深处靠近宫颈的部位）放置前列腺素 E2，或是宫颈管放置水囊扩张。

人工破膜：促宫颈成熟的下一步引产措施是人工破膜，方法类似于阴道检查，通过把一个小器械置入宫颈内来刺破胎膜。多数产妇会在破膜后 12 小时内临产，宫颈成熟者会更快。人工破膜还适用于已经临产需要加快产程的产妇。

促进宫缩：医务人员通过静脉输注缩宫素（成分类似于人体自身产生的催产素）来诱发宫缩，用药后需要持续监测胎心。

引产需要多长时间？引产的过程可能需要持续数天，尤其需要等待宫颈成熟。

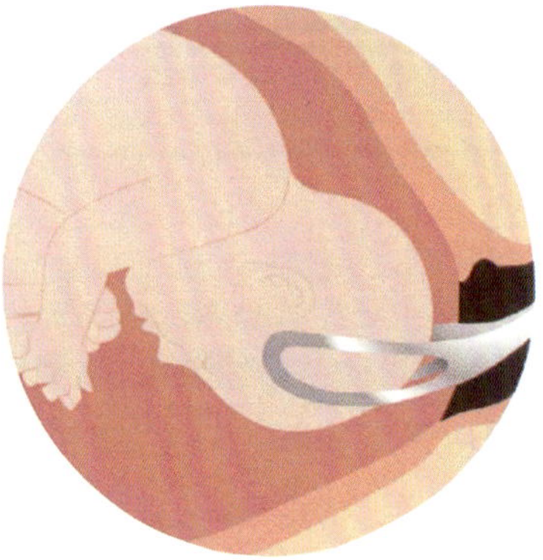

产钳

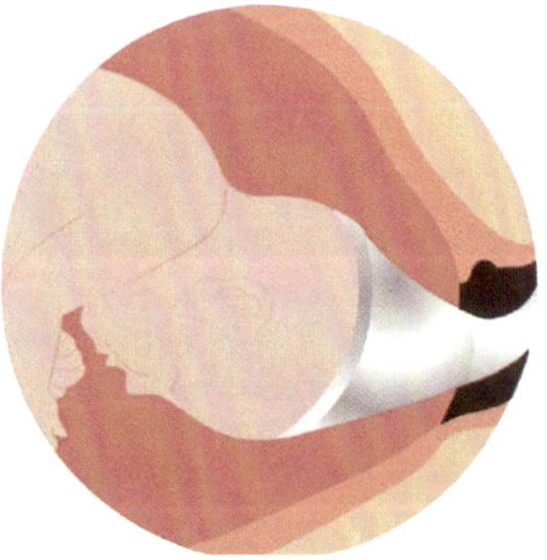

胎吸

臀位分娩

多数胎儿是头位分娩。在怀孕最后一个月，胎儿会头朝向产道方向躺在子宫里。当孕晚期胎儿臀部朝向骨盆时，称为臀位。

分娩前 4～6 周，医务人员通过查体可以判断胎位，还可以通过超声确认胎位、胎儿大小和健康状况。

确诊为臀位后，需要与医务人员讨论合适的分娩方式。部分胎儿可以顺利地阴道分娩，部分胎儿选择剖宫产会更安全，与胎儿在子宫里的具体姿势有关。还可以通过“外倒转”，把胎儿变成头位。医务人员会介绍每种方法的优缺点和相关风险，帮助你选择最安全的方式。

助产：产钳和胎吸

某些时候，胎儿需要阴道助产才能娩出，常用的方法有产钳和胎吸。常用于第二产程过长、产妇已经长时间用力变得非常疲劳、胎儿位置很低经简单助产即可娩出时，也用于胎心异常胎儿缺氧需要尽快娩出时。

对有经验的医务人员而言，产钳和胎吸都是常用且安全的。助产的风险主要是阴道严重裂伤和会阴切开，因为你还需要额外的止痛措施。

- 产钳有两叶形、弧形，能够从胎头侧边滑入产道，放到合适位置后，可以调整胎头方向以帮助胎儿娩出。

- 胎吸，也叫抽吸辅助分娩。它包含放于胎儿头部连接有吸引装置的塑料杯，以及可以操纵的手柄，这种方法可以帮助胎儿娩出。

剖宫产

剖宫产是切开产妇的腹部，从子宫中把胎儿取出。加拿大的剖宫产率约为25%。有时由于医疗原因，会在临产前选择计划剖宫产。有时是在产程中产妇和胎儿出现异常，进行急诊剖宫产。

剖宫产最常见的原因是产程不能按预期进展。尽管宫缩良好，在连续几个小时宫颈不继续扩张、胎儿不继续下降、其他方法无效的情况下，必须行剖宫产。

第二个原因是产程中胎心异常，尤其是伴有胎儿头皮血检测异常时，提示胎儿不能耐受宫缩，如果不能迅速娩出胎儿，需要进行剖宫产。

第三个原因是产妇既往有剖宫产史。

如果你有剖宫产史，本次妊娠仍有机会安全地阴道分娩。部分产妇不愿意阴道分娩，是担心承受长时间的宫缩疼痛后，试产失败仍需要行剖宫产。可以在临产前咨询医务人员。

剖宫产其他不常见的原因包括：

- 胎儿臀位（见第 128 页）；
- 胎膜早剥出血；
- 前置胎盘出血等。

有时会因为产妇的健康原因选择剖宫产，见于某些严重的疾病，如脓毒血症、严重的糖尿病等。产妇处于疱疹病毒感染的活跃期，艾滋病未经治疗，艾滋病病毒载量高时，也需要行剖宫产以降低胎儿感染风险。

分娩是无法预期的。不管如何准备，分娩时都可能有意外发生。不管是阴道分娩还是剖宫产,目的都是收获健康的婴儿。你需要知道对任何一个产妇,分娩时都有剖宫产的可能,在制订分娩计划时,把剖宫产放在考虑之内。剖宫产不影响母乳喂养。

当你选择在生育中心或在家分娩时,如果需要椎管麻醉镇痛,出现医学异常、出血量过多,或需要阴道助产、剖宫产时,需要及时转去医院。

产后出血

所有产妇在分娩后都会有一定量的出血,血量增多 7% ~ 10%,称为产后出血。当胎儿过大、产程过长、难产、多胎妊娠时,产后出血发生率更高。过去许多产妇死于产后出血,随着医疗进步,这通常可以有效治疗。

如何预防产后出血

哺乳和按摩子宫都可以促进子宫收缩,是预防产后出血的有效方式。

研究表明,使用缩宫素可以将产后出血的风险降低到 40%。许多医院在第二产程或第三产程中通过肌内注射或静脉给药对产妇常规使用缩宫素。助产士也可以在家里或生育中心给药。

在医院或生育中心停留的时间

提早出院的好处

如果你在医院或者分娩中心分娩, 产后 1 ~ 2 天,你和胎儿如果状况稳定,那么可以出院了。

孕期教育课程已经包含了你和宝宝回家之后的信息。护士和助产士能指导产妇照顾新生儿,指导母乳喂养。许多医院设有出院前指导及咨询电话。当你回到家后如果遇到任何问题不要羞于求助。许多地方,孕期教育课程包括母乳喂养,一般由专业护士或国际认证哺乳顾问授课。

> 国际委员会认证的哺乳顾问是接受过大量培训的专业人员,可以帮助孕期或者分娩后母乳喂养出现问题的妈妈。如果你觉得自己需要专业哺乳顾问的帮助, 可以告诉你的保健医生, 索要相关申请表或者联系下面的网址 *www.clca-accl.ca*,或者 *www.ilca.org/why-ibclc/falc*。

产后随访

加拿大的公共健康系统提供产后随访，具体形式各省不同。早期随访对提前出院的婴儿健康很重要。部分医院要求产妇出院前必须参加育儿课程。部分医院提供产妇和宝宝的护理计划。产后访视的形式有电话随访、诊所、母乳喂养中心、到家访视，根据你和婴儿的需要及当地医疗条件而定。

加拿大妇产科医师协会和加拿大儿科协会发表了联合声明，给定什么情况下产妇和婴儿离开医院是安全的，并指出产后访视是提前出院的基础。通过产后访视，可以确保有效的母乳喂养，确保胎儿得到充足营养，生理性黄疸不是问题。如果宝宝有上述问题，尽早获得帮助非常重要。

如果你居住的地方提供上门访视，一般由助产士或护士来检查你和婴儿的状况。内容包括你的身体状态、母乳喂养、更换尿布、沐浴、性生活、避孕等。这些私密的谈话能帮助你更有信心地去照顾宝宝。最好在上门访视前，把想知道的问题提前写下来(可以参照侧栏“家庭随访信息”)。

延长住院时间

如果经历了长时间的分娩、剖宫产，你和婴儿需要专门的医疗监护，需要延长住院时间。当医院不能提供家庭护理或者你没有在家康复的条件时，也需要延长住院时间。当你对出院有疑虑时，请咨询产科护士、助产士或医生。

如果宝宝的身体状况不佳或因为医疗原因不能哺乳时，请咨询医务人员如何挤出乳汁储存直到宝宝可以进食。可以徒手挤奶也可以

> **家庭随访信息**
>
> 医院、健康中心的电话或热线
>
> ______________________
>
> 初次随访日期
>
> ______________________
>
> 后续随访次数和日期
>
> ______________________
>
> 护士或助产士的名字
>
> ______________________
>
> 访视时需要咨询护士或助产士的问题
>
> 1.______________________
> 2.______________________
> 3.______________________
> 4.______________________
> 5.______________________
> 6.______________________
> 7.______________________
> 8.______________________
> 9.______________________
> 10.______________________

用泵吸奶。一定要咨询医务人员以确保你找到最符合你要求的吸奶器。

计划外的变故

尽管现代医学很先进，但婴儿出生后仍然可能患有不可预知的严重疾病。少数情况下还是可能出现婴儿死亡。所有父母在孕期都满怀期待，多数在胎儿出生前就已经建立了强烈的情感联系，把胎儿当成是家庭的独立一员。

婴儿出生时患有疾病、遗传异常或畸形，甚至死亡，对家庭来说是件很震惊的事。母亲可能会感觉身体背叛了她。每个人会经历不同的情感历程，应对方式也不同。部分会误认为是他们的过错所致。

父母会感到非常失望，会悲伤曾经的期待都无法实现。有时需要花费时间来适应一个患病的宝宝。医院和社会都会提供专门的课程，来帮助父母和家庭适应与患病宝宝相处的生活。

与伴侣一起分担痛苦

失去胎儿后，你与伴侣的关系可能会变得紧张、交流困难，情感和身体都出现隔阂。你经常对伴侣或他人感到愤怒。这些都是常见的创伤后反应。

每个人应对挫折的方式和节奏不同，要对彼此耐心，尽可能坦诚地交流情绪和感受。胎儿不会被遗忘。如果你的伴侣此时无法面对，记得将来还是要交流彼此的想法。必要时咨询心理医生。

与宝宝告别

宝宝的死亡是一件最为悲伤的事。无论它发生在孕早期、孕晚期，还是出生后，都可能引起一系列的心理问题，包括：强烈的悲伤、震惊、怀疑，甚至愤怒。与胎儿的联系在怀孕之初就已经建立，很多父母难以面对这种创伤。他们对宝宝盼望已久，制订了各种计划，无法想象没有宝宝的生活如何继续。

对夫妻和家庭来说，悲痛是恢复的必经环节，所有父母都要从悲痛或丧亲之痛中走出来。

每家医院都设有帮助处理胎儿或婴儿死亡的程序，你的医疗团队能够指导你度过告别过程。你可以提出以下要求：

- 有机会看和接触胎儿（部分父母不敢去看他们死于出生缺陷的胎儿，实际上多数情况下，胎儿的样子并不如想象中严重）；
- 收集胎儿留下记忆的痕迹（图片、手印或脚印、头发、命名仪式等）；
- 不要仓促行事；
- 保护隐私；
- 被有尊严地对待（尤其是孕早期流产）；
- 提供丧葬计划和追悼会；
- 讨论你的感受；
- 社区会对悲伤家庭提供支持（可以访问怀孕和失去孩子网站 www.pailnetwork.ca，或者拨打电话 1-888-301-7276）。

虽然你可能感觉十分孤独，但实际上你可以得到很多帮助。

宝宝的日志

日期：

出生时间：

体重：

身高：

头发：

眼睛颜色：

医护人员：

其他：

我的待办事情清单

第7章

照顾好你自己

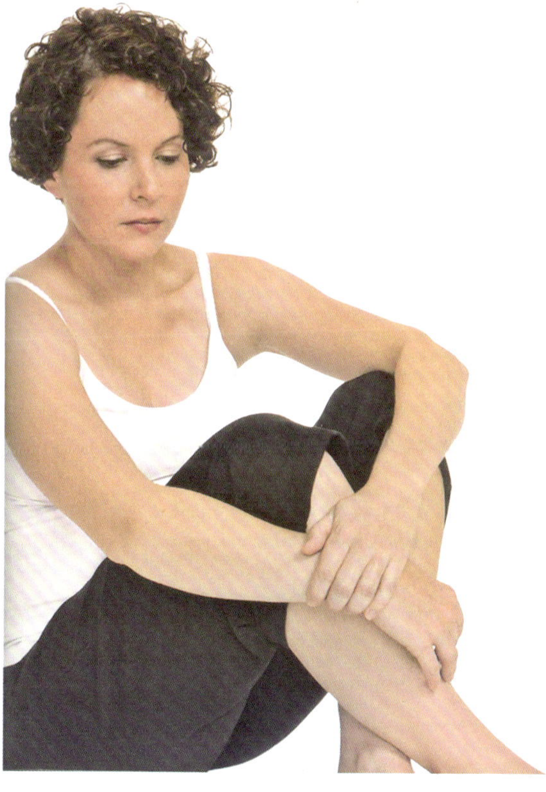

欢迎来到这一章。没错！这是关于你自己的一章！现在，你为宝宝能做的最重要的事情就是照顾好你自己！你的身体刚刚经历了几个月的变化，你的产后恢复至关重要，你只有照顾好自己，才能更好地照顾宝宝。

你自己真的需要一段时间才能让身体恢复到产前的状态。所以，你的心态要调整，这样你才能慢慢习惯一个新的家庭成员和自己体内激素水平在产后的变化。产后需要面对新的家庭成员，身体也会出现激素水平的变化。你需要知道，无论身体还是心理恢复到怀孕之前的状态，都需要花费一段的时间。

产后6周内你需要拜访医务人员，检查身体恢复的程度。你也许听过“产后抑郁”，这与“产后抑郁症”是两回事。我们在本章会专门讨论“产后抑郁”和产后的常见不适，包括恶露消失的时间、月经的恢复以及产后如何避孕。

婴儿的出生使你的生活发生变化，而你需要时间来适应。这个时间很适合你接受家人、朋友的帮助，如做饭、做家务、照顾其他孩子等。你要明白，照顾好你自己非常重要。

休息的方法

很多妈妈在宝宝出生后会一下子感觉能量充沛，然后又会觉得非常疲惫。婴儿需要日夜喂养，每天至少哺乳8次以上。频繁的哺乳和照顾会消耗你极大的精力，因此，你需要尽可能地多休息，保持身体健康，这样才能照顾好婴儿。

注意以下几点：

- 尽可能放松，打盹、阅读、看电视，还要在孩子睡着的时候补充睡眠；
- 健康饮食，及时补水；
- 向伴侣、家人、朋友寻求帮助，共同照顾婴儿；
- 请家人分担家务，与婴儿轻松共处。

产后身体的变化

妊娠9个月的时间里，你的身体慢慢地发生了很多变化。产后身体恢复到孕前状态，需要差不多同样的时间，所以你要对自己有耐心。

产后，你可以在下腹部摸到你的子宫（就在耻骨上方）。6周以后，子宫基本恢复到正常大小，不再能摸到。哺乳能够帮助你的子宫更快恢复。

阴道和肛门之间的部分称为会阴，分娩时会被充分拉伸。你可能会感觉到这里变得肿胀、瘀紫、柔软。你还可能因为裂伤或会阴切开而接受缝合。这些缝线以后会被吸收，在愈合过程中你可能会有瘙痒。盆底肌肉锻炼（见第

50 页）能够帮助拉伸开的会阴肌肉恢复。部分产妇会出现会阴麻木，还可能出现某种程度的尿失禁。这些症状都将随着时间消失，盆底肌肉锻炼会有所帮助。

产后抑郁

产后你可能无来由地哭泣、焦虑、恐惧、悲伤。70%的女性在此时会出现一定程度的抑郁。对于大多数女性来说，这发生在生产后的几天内。你也许听过“产后抑郁”，它可能与产后激素的变化有关，也可能与胎儿离开身体引起的失落感有关。对于大多数人，这些症状只持续几小时或几天，一般不需要治疗，在两周内就会恢复。

你可能情绪起伏很大；你可能时而开心，时而悲伤，时而疲惫不堪，时而精力充沛；你可能感觉自己的睡眠和决断能力变差；你可能刚刚还信心十足，但很快又患得患失；你可能会觉得再也找不回过去的身体和生活；你可能缺乏性欲。你要知道，所有这些感觉都是正常的。要积极向你的伴侣、家人、朋友寻求帮助。

围生期心理健康

如果产后抑郁不但没有好转反而加重，或持续超过 2 个星期，你也许患了产后抑郁症。这种情况的发生率大概为 20%。有些表现提醒你需要寻求帮助了，而且得到这些帮助并不困难。

你可能感到悲伤、绝望，你可能因为随时待命而愤怒，你可能怀疑自己能否照顾好宝

产后抑郁症的表现

- □ 我的产后抑郁持续 2 周以上。
- □ 我感觉自己不正常。
- □ 我感到很悲伤或者愧疚。
- □ 我经常感到很不安、很焦虑。
- □ 我感觉到很绝望，或者很无助。
- □ 即使我非常疲惫也无法入睡。
- □ 我一直在睡觉，即使是婴儿醒着时也是如此。
- □ 我吃不下东西，即使我很饿。
- □ 我吃不下东西，因为我并不饿，或者有些不适。
- □ 我太担心我的宝宝了，我的全部注意力都在宝宝身上。
- □ 我一点儿都不担心宝宝；我根本不在乎我的宝宝。
- □ 我正在遭受突然袭来的焦虑或者恐慌的折磨。
- □ 我对宝宝感到愤怒。
- □ 我想要伤害自己或婴儿。

如果你存在任何一种上述表现，请及时联系医务人员。

如果你知道其他新手妈妈有这些症状，请你帮助她。

及时咨询医生并获得治疗可以帮助缓解这些症状。千万不要等待这些症状自行缓解。请你尽快联系医务人员或当地求助热线。

宝,你可能在宝宝哭泣时感到沮丧或者愤怒,你可能会出现伤害自己或宝宝的幻觉,如果出现这些感觉中的任何一种,那么你要立刻寻求帮助。

产后抑郁是一种临床疾病。这不是你的问题,只是在告诉你,你和你的家人需要帮助。咨询医务人员有关围生期心理恢复的问题。心理治疗和药物治疗都是安全有效的,多数药物在哺乳期服用是安全的。及时治疗能够让你感觉更好,也更有助于你的宝宝的健康。

产后正常的焦虑和抑郁,有可能发展成严重的问题。如果你和你的伴侣正经历焦虑或抑郁,不要害怕寻求帮助。

正常的阴道分泌物

产后会有一定量的阴道血性分泌物,由血液和子宫蜕膜组成,称为恶露。起初,恶露是鲜红色的,带着小的凝血块。哺乳时或者哺乳后会有恶露排出, 这是因为哺乳能促进子宫收缩,帮助恶露排出。另外,血液会在你平躺后在阴道积聚,于起身后排出。这种现象在最初的几天是非常正常的。

几天后,恶露会减少,颜色会变深,这时有些血块也是正常的。慢慢地恶露颜色变成白色或黄色,会在10天到5周左右停止。如果你是经产妇,恶露未必会和上次一样。产后最好使用卫生巾而不是棉条。

如果恶露量很多,甚至超过了月经量,或有恶臭,你需要咨询医务人员。

异常出血和阴道分泌物

出血量随时间缓慢下降是正常的。如果你的出血量原本一直在减少,但突然变得很多,同时呈现鲜红色(2小时内出血量超过1片或更多片卫生巾的吸收量,且当你休息时不减少或停止),不要等待,请立即去医院。如果你的出血在6周后没有完全停止,请预约并向医务人员求助。

下面的情况是异常的:

- 大的血块;
- 存在异常阴道分泌物;
- 阴道内有恶臭;
- 高热。

如果你出现上述症状,请向医务人员求助,医生会给你对症的治疗。

恢复性生活

什么时候恢复性生活是由你决定的。最好等你的身体和心理都准备好再开始。你的身心都需要时间来适应分娩和成为母亲带来的变化。大多数母亲会把全部精力用来照顾宝宝。所以,起初的几个星期,你会非常疲惫。

多数夫妇在产后 4 ~ 6 周没有性生活。这段时间,你的阴道会逐渐恢复到以前的大小和形状。妊娠时激素发生很大变化,可能降低你的性欲。对于部分夫妇,宝宝使他们没有精力像以前一样过性生活。你的伴侣没有怀孕过,他的身体(和心理)不像你那么敏感。你们双方都需要适应孩子带来的变化,要交流想法(甚至情绪)。

你可能因为日夜不停地哺乳、兴奋、责任感而疲惫;你可能有些抑郁,缺乏性欲(产后抑郁的表现)。部分女性对自己的体态缺乏自信,认为自己没有吸引力,这些感觉和担忧都是正常的。你需要几周到几个月恢复性欲。如果你对与伴侣恢复性生活心存顾虑,那么你需要咨询医务人员。

当你准备恢复性生活时,选择避孕方法(见第 142~143 页)十分重要。因为再次怀孕,是有可能的!

产后雌激素水平迅速下降,这将对产后身体产生很大影响,包括阴道干涩。

如果因此出现性交痛,你可以使用润滑剂,润滑剂可以在药店买到(售卖避孕套的地方)。你也可以尝试改变体位。如果长时间感觉不适,请咨询医务人员。

产后常见不适症状

变软的乳房

怀孕初始,你的身体就已经准备着哺育婴儿。最早产生的称为初乳,含有特殊的免疫球蛋白和丰富的营养物质,能帮助婴儿有个好的开始。

产后乳汁开始分泌,你会在产后 2~4 天发现自己的乳房变得饱满、温暖、柔软。每天至少哺乳 8 次,能够避免涨奶。宝宝会逐渐对吮吸熟练,这能够促使你的身体产生更多的乳汁。

穿哺乳专用的舒适内衣,两次哺乳之间冷敷,哺乳前 2 ~ 3 分钟热敷,能够让你更舒服。如果出现疼痛、涨奶,翻看本书的第 171~172 页。

阴道疼痛

产后会阴(肛门和阴道之间)出现肿胀、瘀紫、变软是正常的,某些女性的酸痛感会持续6周。如果缝合了，你的不适可能更明显。多数孕妇出院时，医生会开乙酰氨基酚或布洛芬，这对哺乳是安全的。如果疼痛持续，请咨询医务人员。侧栏的内容可以帮助缓解疼痛。

下面这些方法可以帮助你缓解阴道疼痛和肿胀。

- 产后24小时冰敷或冷敷会阴，每次10~20分钟，每小时重复。
- 冰敷时冰块应该被毛巾或者面巾包裹，不要直接接触皮肤。
- 也可以把冰袋或者冰水浸泡过的卫生巾或者婴儿纸尿布放在内裤上使用。
- 尽可能多休息。
- 保持外阴透气、干燥。
- 坐下时使用枕头、坐垫、充气圈，充气圈可以在大多数药店买到。
- 每日多次定期且每次排便后温水坐浴。可安装在坐便器上面的坐浴装置会让坐浴变得更方便，这个装置可以在药店或者保健品店买到。如果你用浴缸，那么一定要保证浴缸清洁。同时，最初几次你需要别人帮你进出浴缸。
- 必要时遵医嘱使用止痛药。

抽筋

一种类似强烈的痛经感，称为产后痛。这是由子宫收缩引起的，哺乳会加重。初产妇可能不明显。热水澡或腹部热敷会有帮助。如果前面的方法不管用，也可以在医务人员的指导下进行药物治疗；如果仍然不管用，请进一步咨询医务人员。分娩时的深呼吸和放松方法可能也会有用。

肠蠕动

产后的前2~3天可能不会出现肠蠕动。帮助排便的腹部肌肉在孕期被拉伸，产后最初可能没那么快恢复功能。如果你吃得不多，或生产时及产后使用止痛药，排便都可能推迟。

要避免便秘就要多饮水，吃含高纤维素的食物，比如含有麦麸的谷物和新鲜的水果、蔬菜。由车前子和天然纤维（粗研磨的亚麻籽）制成的粪便软化剂可以在药店买到。

痔疮

肛门周围葡萄状的肿胀称为痔疮，通常会令你感觉到痛、痒，排便困难，尤其是大便干燥时，痔疮可能会出血。

就像阴道部位的疼痛一样，你也可以将一个冰垫（冷冻浸湿的卫生巾）放到你的内裤里来减少肿胀。清凉的金缕梅汁也能缓解你的症状。

在痔疮好转之前,你可能更喜欢躺下来以减轻盆底的压力。某些乳膏、喷雾、药膏在哺乳期都是安全的,可以减轻痔疮的不适症状。咨询医务人员或药剂师,看哪些药物对你有效。

排尿异常

产后当天或产后一天,你可能会出现排尿困难的症状。第二产程延长、使用导尿管、阴道伤口缝合或者阴道有裂伤都会增加排尿困难的概率。可以尝试打开水龙头用水声刺激帮助排尿，淋浴或沐浴时排尿或在排尿时用水冲洗会阴可以缓解尿道刺痛。

这之后,你可能会出现尿频或无法察觉排尿的情况,也可能在你咳嗽、喷嚏、锻炼时小便溢出,这些情况称为尿失禁。原因是妊娠和分娩造成的会阴肌肉拉伸。盆底肌肉锻炼会有帮助(见第50页)。对于多数女性,上述症状会逐渐消失。专门治疗盆腔疾病和尿失禁的理疗师可以通过生物反馈或阴道检查来判断你的盆底肌肉锻炼是否到位。

产后身体形态

妊娠期腹部肌肉被拉伸,需要慢慢恢复到孕前。孕期体重慢慢增加,需要几个月才能恢复。不要尝试通过节食短时间内减肥。健康饮食、逐渐增加康复锻炼、慢慢减重,对身体更健康。

快步走是很好的锻炼方法。用婴儿车、提篮、背带,带着宝宝跟你一起锻炼,宝宝也会喜欢的。每天20分钟的快步走或做类似的运动来开始恢复体态。在某些社区,你可以找到产后健身班。这些健身班能让你遇到其他宝宝妈妈,可以交流困扰你们的事情。如果你睡眠不足,或者感到难于满足宝宝的全部需要,你可以与其他妈妈交流经验。许多社区都有针对宝宝妈妈和婴儿的团队活动或健身班。

睡眠不足以及感到焦虑都会增加一种叫作皮质醇的应激激素水平升高。她会引起脂肪堆积,尤其是向心部位。保证充足的睡眠对减轻体重非常重要,但是对新手父母来说并不容易。

月经周期

月经可能要到产后几个月或停止哺乳后才会恢复。但月经恢复前你的卵巢可能就已经排卵。这就意味着你可能还没有月经就再次怀孕。如果不想怀孕,你需要在准备过性生活之前就选好避孕方法(通常 4 ~ 6 周)。

如果不哺乳,你可能在产后 4 ~ 9 周后恢复月经。你的月经周期比怀孕前可能长,也可能短;你的月经量可能多,也可能少。几次之后,月经可能会恢复正常。

选择避孕方法

如果你不想立即怀孕,你和伴侣就需要选择避孕方法。月经恢复之前,你就可以怀孕。开始性生活之前,选择适合你们的避孕方法,并做好准备。在具体的避孕方法的选择上,你也可以咨询医务人员。

哺乳闭经法

哺乳闭经法适合产后短期避孕,天然且方便,有效率约为 98%。适用于以下情况:

- 纯母乳喂养;
- 产后月经未恢复;
- 产后 6 个月以内。

避孕药、贴片、环

避孕药、贴片、环含激素,需要由医务人员开处方。避孕药是口服剂型,贴片放于皮肤表面,环放置于阴道内。

如果你不哺乳,可以产后 3 ~ 4 周开始使用避孕药、贴片、环;如果哺乳,需要考虑避孕药有可能减少乳汁分泌的情况。单独孕激素类的药物(微丸)不影响多数孕妇的乳汁分泌。

如果哺乳,这里推荐使用避孕药物,但是需要至少到产后 6 周才服用。因为此时,泌乳量已经稳定,胎儿也已经生长到了合适的体重。最开始的避孕药宜选择口服剂型,而不是贴片、针剂等长效方案。因为口服避孕药微丸剂量小,一旦影响哺乳,可以迅速停药。

避孕针

这也是激素类的避孕药,由医务人员每 3 个月打一针。这种方法安全、方便、经济。如果不哺乳,产后即可以注射,否则就要等到产后 6 周。更多的信息请咨询医务人员。

宫内节育器

产后 4 周，或产后 48 小时，可以由医务人员放置宫内节育器。

男用避孕套

避孕套使用方便，还可以保护双方免于性病传染。

女用避孕套

需要仔细阅读使用说明。

杀精剂

与避孕套一起使用效果更佳。它可能会增加某些性病感染的风险，请按说明使用。

阴道塞或宫颈帽

可以避免精子进入子宫，与杀精剂一起使用效果更好。如果孕前曾经使用，产后 8 周可以放置新的。

下表是更多的避孕方法。

避孕方法	正确使用 1 年内失败率(%)	常规使用 1 年内失败率(%)
曼月乐(左炔诺孕酮宫内缓释系统)	0.2	0.2
铜质宫内节育器	0.6	0.8
植入式避孕棒	0.05	0.05
输精管结扎术	0.5	0.5
输卵管结扎术	0.1	0.15
黄体酮注射液(甲羟黄体酮)	0.2	6
复合激素类避孕药(药片、补片、环)	0.3	9
阴道塞	6	12
男用避孕套	2	18
女用避孕套	5	21
杀精剂	9~20	12~28
体外射精	4	22
安全期避孕	0.4~5	24
无避孕措施	85	
来源：2015 年 SOGC 避孕指南，不同避孕方法的比较。		

如果不打算再怀孕

绝育是通过手术永久地避孕,可用于夫妻双方。尽管绝育后有再通的机会,但仍需慎重考虑。

孕激素宫内缓释系统(曼月乐)比输卵管结扎术有更好的避孕效果,可以作为外科手术的替代方案。

输精管切除术:这是可以由家庭医生或泌尿科医师进行的小手术。手术是切除把精子从睾丸运输出来的输精管,以达到避孕的目的。

输卵管结扎术:有两种方法可以结扎输卵管,使卵子不能进入子宫。一种是在医院全麻下,由妇科医院使用夹子、线结扎,或电凝输卵管完成。另一种是局麻下用线结套扎输卵管。

更多的避孕方法,可以访问 *www.sexandu.ca*。

个人日志:产后复查

你的初次复查一般在产后 6 周。婴儿则是在出院后 2~3 天初次检查,一周后可能再次复查,或者在出生后第一个月复查几次(详见第 8 章)。

我的待办事情清单

分娩后我的检查

日期：

血压：

体重：

需要和保健医生讨论的事情

- 产后抑郁的表现。
- 对婴儿的感受。
- 恶露。
- 疼痛。
- 性生活。
- 避孕。
- 哺乳。
- 其他问题：

第 8 章

照顾新生儿

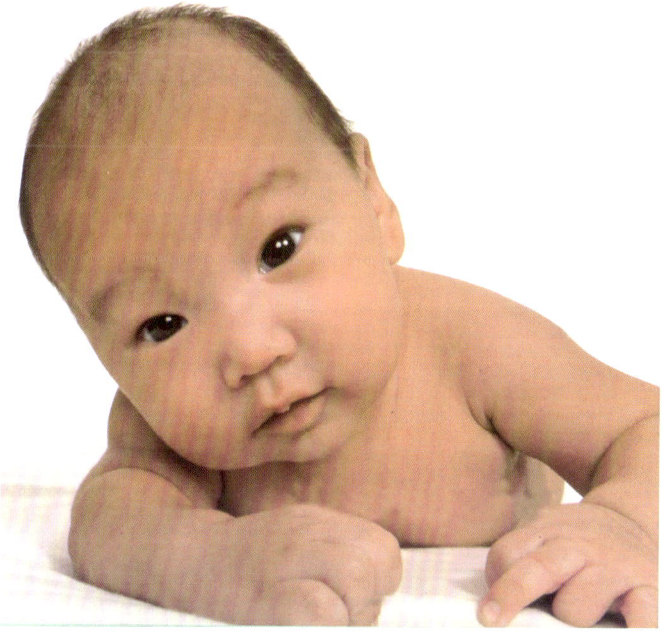

当我们开始这倒数第二章时，首先祝贺你已经成为了母亲，我们希望下面的内容对你能有所帮助，为你抚养孩子做好准备，我们相信你能获得有益的帮助，并拥有自己的保健团队。

因此，就像你的孩子还在宫内孕育时一样，在宝宝出生后最开始的几周里，我们会提供更多建议，直到你能够获得更多的信息。这部分内容涉及新生儿的饮食、睡眠、喜好以及更换尿布等。

我们会从新生儿是什么样的开始介绍，接着会涉及最基础的护理、疫苗接种，以及是否选择包皮环切等，我们也会关注如何更换尿布、喂养以及睡眠。就像这本书其他章节的内容一样，我们会指出一些安全注意事项。

对宝宝的第一印象

不要惊讶于你的宝宝的表现，在刚出生的时候和最初的几天里，新生儿通常皮肤表面都覆盖着一层白色的油脂，被称为胎脂。胎脂会随着时间而消退，皮肤也可能会表现得有一些干燥，不会出现脱皮现象。很多新生儿长着很好的头发，称之为胎毛，肩背部也会长一些胎毛，通常一两周会消退。新生儿的皮肤上也会有白色斑点、小的瘀斑、胎记、皮疹或者斑点，这些通常都会随着时间而消退。

为了适应产道，孩子的头可能会被塑成一个奇怪的形状，接下来的几个星期或几个月内，婴儿的头会变回正常形状。你也会感觉到头上有两处柔软的地方，一处是在头顶部，另一处是在头后部。大多数父母，仅能感觉到婴儿头顶的柔软部位，这个部位叫作囟门，是颅骨还没有长在一起的部位，它会随着孩子的心率轻微地一上一下搏动，这是正常的，触碰囟门不会对你的宝宝造成伤害。在婴儿剧烈哭闹的时候，囟门表现得略膨起，当入睡或安静时，表现为平坦或轻微凹陷。大多数时候，随着颅骨的增长，囟门在婴儿 18 个月左右关闭。

一定要登记宝宝的出生

在加拿大每一个新出生的婴儿都必须注册，询问您的保健员如何操作，或联系加拿大的相关机构（1-800-622-6232，*www.serviceanada.gc.ca*）。

一些新生儿长着满头的毛发，而有一些是没有的，还有些婴儿不是脱发了，而是因为长出了不同颜色的头发。接下来的 3～6 个月，孩子的眼睛的颜色也会发生改变。

你身体的荷尔蒙会影响孩子，举个例子，新生儿无论男女都可能会出现乳房的肿大，在最初的几天里，有一些婴儿的乳房甚至会流出一些奶液，不要担心这些奶液或试着去挤乳头，因为这是正常的，不会持续太久。怀孕期间的荷尔蒙，会影响孩子的性器官的大小，在出生后的几天里，一些男婴可能出现阴囊微红；女婴会出现阴道的少量出血，以及白色分泌物，当你发现有这种情况时不用过于担心。

如何保护宝宝的安全

虽然你的宝宝没那么脆弱，为宝宝安全起见你还是要动作轻柔。

当你抱宝宝时，需要支撑住宝宝的头部。在最初的几个月里，婴儿颈部的肌肉很软，虽然颈部肌肉无力，但身体其他部分还是足够强壮的，事实上足以使宝宝在平面上移动（导致跌落），甚至宝宝能挥舞拳头、踢腿，能打翻你手中的茶或咖啡。

阻止宝宝受伤害的最好方式就是看、听和守在宝宝的身边。当由于一些原因，你必须离开时，把宝宝放在安全的场所，如婴儿床上。把应急电话号码放在电话旁，以防万一。一旦出现紧急情况，你可电话咨询如何对婴儿 / 儿童急救，或者 CPR（心肺复苏）如何操作。

照看时间

使用智能手机、笔记本电脑、电视及其他电子产品，是当今人们日常生活的一部分。社

照顾双胞胎和多胞胎

双胞胎或多胞胎的出生是一件令人激动的事情！你可能已经做了很多准备来迎接额外的挑战，以及体验多照顾一个或多个新生儿的乐趣。换尿裤、哺乳、哄睡、洗衣服，所有这些任务对于双胞胎和多胞胎而言意味着更多。你需要寻求帮助，没有人能独立完成这些事情。

制定的常规流程，常常被打乱，但照顾好自己。要了解更多关于双胞胎及多胞胎的信息可登录加拿大网站：*www.multiplebirthscanada.org*。

倾听音乐

孕期与胎儿谈话和唱歌，请在宝宝出生后继续这样做。这有助于增进你与宝宝产生紧密的亲子关系。伴随生长，为宝宝将来的语言、会话能力打下坚实基础。自宝宝出生的那一刻，就已经开始学习身边的所有信息，听声音、看脸庞、读肢体语言。宝宝需要听到和运用声音，这有助于帮助宝宝学说话，最终能阅读的文字。

交媒体是分享宝宝趣闻和获得知识信息的有效方式。然而这会分散你对宝宝的注意，出生后最初的几个月对于你与宝宝来说是非常短暂而重要的时刻，一定要远离这些电子产品的干扰，与宝宝建立起亲密关系。你的宝宝需要听到你的声音，看到你的脸，在你的怀抱里感觉到安全和增长见识。

亲密关系包括与人之间的相互交流、分享、联系，因此当你对宝宝的需求做出反映，宝宝也会相应地对你做出反映，你会发现更容易安抚宝宝，宝宝会想接近你，甚至有一定距离也会对你做出反映。怀抱、轻摇和轻声说话，都能促进关系亲密。

家中的安全

- 确保家中所有设施都是安全的，比如婴儿床、婴儿车、桌子。对你的家和孩子做一个安全检查。
- 婴儿床的扶手要高到让婴儿的手够不到。
- 确保书架或者其他大件家具都安全地贴靠在墙边。
- 在你的婴儿房附近安装烟雾或一氧化碳警报器，确保家里所有警报器都是工作的，并按照建议定期更换电池。
- 永远不要抱着婴儿喝热饮料！如果你需要为你的宝宝加热液体或者食物，比如奶，可以放到锅里加热，不要用微波炉，因为微波炉会产生热点，烫伤婴儿的嘴。
- 永远不要让你的宝宝和宠物独处。
- 如果和兄弟姐妹、其他年幼的孩子在一起或周围有宠物，你需要在旁边监督。
- 如果你吸烟，家里要有无烟区，或在外面吸烟，接触你的宝宝时要更换衣服。
- 要保证人通行的通道远离玩具或其他容易绊倒的物体。
- 确保手边有紧急电话号码，包括中毒管理机构，能快速联系到。

周围人的安全

尽可能避免让你的宝宝处于拥挤的地方，建议任何想要抱宝宝或和宝宝玩耍的人，在触摸宝宝之前洗手，如果人们想亲吻宝宝，让他们（她）吻孩子的头顶，而不是脸庞。

建议确保家庭密切接触者和宝宝照看者有疫苗接种，包括流感疫苗，而且是近期接种的。这为保护您的新生儿创建了一个安全的环境，直到孩子到疫苗接种的阶段。

户外的安全

无论在汽车还是婴儿车里，都不要让孩子独处。不要在新生儿敏感的皮肤上使用防晒剂或驱虫剂，但可以使用防虫纱网；让您的宝宝处在阴凉的地方，穿着轻薄的衣服，以防皮肤晒伤。

汽车安全座椅

尽可能长时间在车里使用后朝向的儿童汽车座椅与你的宝宝一起出行。使用后朝向的儿童汽车座椅是最安全的。阅读安装说明，并遵循所有年龄、身高和体重规范，请记住以下准则。

- 只使用带有国家安全标志标签的汽车座椅，检查一下倒车或车座后面的安全标识。
- 按照儿童汽车座椅的说明来安装和使用。
- 任何时候都要把儿童汽车座椅安装在后座上。
- 安全带在你的宝宝肩膀处或下方，胸夹应在腋窝的水平，安全带应该确保舒适。
- 找汽车座椅专业机构安装你的汽车座椅，由专家进行双重检查。
- 给宝宝穿日常室内活动的衣服，如果需要，你可以盖上毯子，戴上帽子，滑雪服或彩色的包会干扰宝宝的安全。
- 使用未损坏的汽车座椅，有任何损坏的迹象都可能使汽车座椅不安全，在汽车碰撞事故中，使用这种损坏的汽车座椅是不安全因素，即使是发生小的事故。
- 确保你的孩子不在无人看管的汽车里，哪怕是很短的时间。
- 要意识到你的孩子在一辆温度过高的车里是有危险的。
- 汽车座椅放在地板最安全的地方，而不是在柜台、桌子或其他高处，因为汽车座椅不稳定，很容易从高处掉下来。

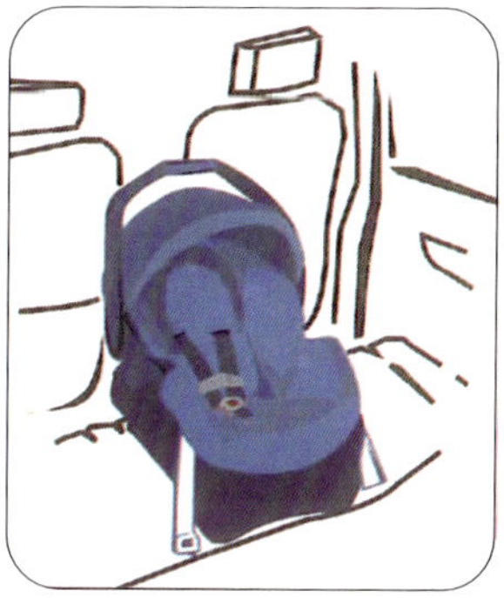

儿童座椅

何时打电话给社区保健员或去医院

如果你的宝宝出现以下情况，不要等待，打电话给保健员，或者马上去医院。

- 体温超过 38℃(100.4°F)
- 出现惊厥（身体、胳膊、腿抽搐）。
- 呼吸困难（吸气时费力，嘴唇变成蓝灰色）。
- 皮肤苍白，感觉湿冷。
- 一天呕吐超过两次（每次呕吐量大，不是通常的吐奶）。
- 出现腹泻（大量的水样便），一天超过两次。
- 有出血或血块。
- 出生后 5 天，更换尿湿的纸尿裤少于 4 次。
- 吃奶差，或者不吃。
- 看起来很虚弱，很少哭。
- 哭闹超过平时，与平时哭闹不同，表现得与平时似乎有些区别，清醒时不那么警觉，睡眠比平时要多。
- 你担心伤害到你的孩子。

一个健康的婴儿患病可以很快，如果你很担心孩子，请打电话给你的社区保健员。

- 使用一种汽车座椅组合推车作为宝宝的交通工具是最安全的选择。

在加拿大销售的所有婴儿和儿童汽车座椅必须符合加拿大的安全规定，这些规定有助于保护孩子，以防车辆突然刹车或卷入撞车的事故中。

加拿大政府提供了一份全国各地的清单，检查和展示如何安装和使用婴儿汽车座椅，可访问 *www.canada.ca/en/serbices/transp ort/road/child-car-seat -safety/child -car -seat -clinics -other -resources.html*。

如何准备宝宝的第一次查体

新生儿出院回家后的 2～3 天将再次见到保健员，如果保健员是助产士，她将在这个阶段做一次家庭访问，如果你对访问前有任何顾虑，应尽早联系保健员。在这次访问中，她（他）将会对你的孩子进行一个全面的体检，包括测量宝宝的体重、身高和头围，保健员还将检查新生儿的黄疸情况、喂养情况，并告诉你婴儿成长过程中所经历的基本过程，所以提前做一份问题清单是个好主意。

在许多社区，保健员会在新生儿出生后与父母联系，回答你的所有问题。在一些地区，他们可能会安排一次家访，在这次访问中，保健员会提供关于如何照顾宝宝和你自己的知识。许多社区还提供了在没有预约的情况下，母亲和年幼婴儿可就诊的诊所，保健员可以帮助你找到这样的诊所。

如果你担心,你或你的伴侣患有产后抑郁症,一定要告诉保健员。即使在孩子出生后,母亲和父亲也会出现一些抑郁的表现。

这些抑郁的表现包括:

- 感觉不能照顾孩子;
- 极度焦虑或惊恐发作;
- 决策困难;
- 感觉非常伤心;
- 绝望;
- 感觉失去控制。

给宝宝接种疫苗

疫苗的开发保护了婴儿和儿童,避免了导致严重疾病、永久损害,甚至死亡。公共卫生体系向你的宝宝提供的疫苗是非常安全和有效的,确保你的孩子在适当的年龄接种这些疫苗很重要,只有这样才能得到保护。

下面的表格提供了宝宝免疫接种的计划,各个省份之间可能会有轻微不同。加拿大健康保健局提供了不同省份和区域的免疫接种表。登录下面的网站,可了解当地的免疫接种。以下网址是关于加拿大的疫苗的网址:*www.healthycanadians.gc.ca/healthyliving-vie-saine/immunization-immunisation/chidren-enfants/schedule-calendrier-eng.php*。

可下载加拿大免疫接种的 *APP*(*www.immunize.ca/en/app.aspx*)。

有关疫苗的问题与答案

疫苗安全吗?

疫苗是非常安全的,严重的副作用是非常罕见的。

如果我们需要预防的疾病已不存在,那么还需要接种疫苗吗?

<table>
<tr><th colspan="7">加拿大免疫计划接种表</th></tr>
<tr><td>疫苗年龄</td><td>2 个月</td><td>4 个月</td><td>6 个月</td><td>12 个月</td><td>18 个月</td><td>4~6 岁</td></tr>
<tr><td>白喉</td><td rowspan="4">×</td><td rowspan="4">×</td><td rowspan="4">×</td><td rowspan="4"></td><td rowspan="4">×</td><td rowspan="4">×</td></tr>
<tr><td>破伤风</td></tr>
<tr><td>百日咳</td></tr>
<tr><td>脊髓灰质炎</td></tr>
<tr><td>B 型流感嗜血杆菌</td><td>×</td><td>×</td><td>×</td><td></td><td>×</td><td></td></tr>
<tr><td>轮状病毒</td><td colspan="6">6~32 周，共 2~3 次</td></tr>
<tr><td>流行性腮腺炎</td><td rowspan="3"></td><td rowspan="3"></td><td rowspan="3"></td><td rowspan="3">×</td><td colspan="2" rowspan="3">×或×</td></tr>
<tr><td>麻疹</td></tr>
<tr><td>风疹</td></tr>
<tr><td>乙型肝炎</td><td colspan="6">婴儿或 9~13 岁</td></tr>
<tr><td>水痘</td><td></td><td></td><td></td><td>×</td><td></td><td>×</td></tr>
<tr><td>肺炎链球菌</td><td>×</td><td>×</td><td>×</td><td>×</td><td></td><td></td></tr>
<tr><td>脑膜炎双球菌</td><td></td><td></td><td></td><td>×</td><td></td><td></td></tr>
<tr><td>流感</td><td colspan="6">6 个月以上每年接种 1~2 次</td></tr>
</table>

我们接种疫苗所预防的疾病大多数仍然在加拿大存在，但免疫接种少的国家仍有疫情暴发。由于交通迅速和便利，有更多人旅行或移民加拿大，真正的风险是这些疾病被带入加拿大。

我们为什么不抓住让孩子不生病的机会？

没有接种疫苗的儿童比接种疫苗的儿童患病的概率大得多。传染病在易感染人群中快速传播。

疫苗会削弱免疫系统吗？

不会，疫苗会使免疫系统更强大，以防止某些特定性疾病。

自然感染可以代替疫苗吗？

疫苗能对某些特定疾病产生免疫力，而不会使人患上这种疾病。儿童接种疫苗，可能阻止严重残疾，甚至死亡，我们希望尽可能地阻止人们患上自然疾病。

黄疸(皮肤和眼睛黄染)

黄疸在新生儿中很常见。婴儿的皮肤变黄是因为产生了大量称为胆红素的物质或者因为肝脏不能很快清除它。你可能在宝宝出生后的 1 ~ 4 天内发现黄疸。大多数黄疸不会对宝宝有害,黄疸随着宝宝的身体自己代谢胆红素而消失。然而高水平的胆红素意味着重度黄疸,可能导致脑损伤。保健员对宝宝的检查是非常重要的。

保健员可以通过检测婴儿血液中的胆红素来检查黄疸。如果你还在医院,这个检测可能会在你与宝宝出院之前进行。

保健员应该在第 2 天或第 3 天检查宝宝的黄疸。这通常是宝宝第一次访视的一部分,你出院后要按出生日期安排第 2 天或第 3 天的访视。在加拿大的许多社区,新生儿出院后助产士或护士都会做这个早期家访,然而这项服务并不是哪里都提供的。

婴儿的胆红素水平高到危险的程度是不常见的。如果你认为你的宝宝有了黄疸,请做以下工作:

- 打电话给你的保健员;
- 黄疸的婴儿可能会比平时睡眠多。

无论如何都需要照常喂养,唤醒你的宝宝,保证 24 小时喂奶 8 次以上。你的宝宝无论白天和黑夜都应该哺乳,脱水可能加重黄疸。经常喂食会使你的宝宝排出更多的粪便。奶水会给宝宝的肝脏提供能量来代谢掉胆红素(更多关于喂养的信息见第 165~166 页)。

加拿大的疫苗安全

- 加拿大使用的疫苗是非常有效和安全的。
- 严重的副反应是很罕见的,患这种疾病本身的危害远远大于疫苗接种的风险。
- 全世界的卫生组织都非常认真且严肃地确保疫苗的安全。
- 没有证据表明疫苗可引起慢性病、自闭症、婴儿猝死综合征。有人说乙型肝炎疫苗和多发性硬化病相关,但已经被科学研究证明是错误的。

免疫接种的疼痛管理

免疫接种是儿童期重要的常用健康措施。父母应安抚、抚慰和支持他们的孩子学会如何减少免疫接种过程中的压力与痛苦。参见 *www.immunize.ca/en/parents/pain.aspx*。

急诊与社区联系号码

新生儿的药物

在给你的宝宝使用以下药物之前，与保健员沟通：

- 非处方药物；
- 草药；
- 维生素。

虽然很多销售的非处方药物被认为是安全的，但仍有一些物质可能是有害的，特别是对新生儿，首先要与保健员确认。

大多数宝宝不需要去医院治疗黄疸。然而胆红素试验显示需要治疗，就要到医院去，放在特殊的灯光下（蓝光）照射以降低黄疸。

如果你的宝宝有黄疸和脱水（见第 158 页侧栏“新生儿脱水的表现”）表现烦躁激惹、低能量或者看起来像抽搐的摇晃动作，要直接去医院的急诊科。

包皮环切手术

包皮环切手术就是通过手术去除覆盖阴茎头的皮肤。婴儿必须在稳定和健康的状态下进行包皮环切手术，这通常是在出生后的最初几天完成的。根据准确的医学证据，加拿大儿科协会不推荐常规给每一个男孩进行包皮环切手术。然而父母决定给儿子行包皮环切手术通常是由于个人、宗教和文化的原因，而不是因为健康。你应该基于自己的价值观决策，权衡利弊和风险。非医学原因的包皮环切手术没有在任何省份和地区纳入健康计划。

给你的儿子洗澡时，未受包皮环切手术的阴茎很容易清洁。包皮不能完全翻起的时候，不应该强迫翻起。之后当包皮能完全翻起时，应该教孩子学会轻轻地清洗包皮下面。包皮环切手术是一个对婴儿产生不适感的手术。手术者应该在包皮环切手术的部位提供局部麻醉。你可以抱着他或母乳喂养来安抚宝宝。

以下是如何照顾包皮环切术手术后的宝宝的指导。

包皮环切手术的潜在益处

一些研究表明，包皮环切术可能会有以下益处：

- 在以后的生活中不大可能发生阴茎癌；
- 不太可能感染 HIV(人类免疫缺陷病毒)和 HPV(人乳头瘤病毒)；
- 在儿童时期不太可能发生尿路感染；
- 接受包皮环切手术的男性，其伴侣较少发生宫颈癌。

包皮环切手术潜在的风险

包皮环切手术是一个痛苦的过程，手术产生的问题通常很轻微。虽然严重的并发症很少见，但可能出现：

- 失血过多；
- 手术区域感染；
- 切除太多的皮肤；
- 缓解疼痛的措施或药物的副作用。

婴儿出现并发症的风险要低于年长儿童，为使风险最小化，手术应该由经过训练和经验丰富的医生在无菌环境下操作。应该有人在术后几天随访跟踪，确保无出血增多。

包皮环切术后，如果出现以下情况，应该联系医生：

- 6～12 小时没有小便；
- 出血持续很长时间；
- 包皮红肿及肿胀，术后 48 小时仍没有好转。

新生儿护理

大便和小便

通过大小便的次数可以判断你的宝宝喂养是否充分，可观察纸尿裤的粪便及尿湿的情况(见第 159 页表格)。新生儿很容易脱水。脱水是婴儿体液的丢失，这会

新生儿脱水的表现

脱水（体内的液体量下降）是非常严重的。

如果出现下列脱水表现，马上打电话给保健员，或者到当地诊所或医院就诊。

- 尿量减少（婴儿在24小时内尿湿纸尿裤少于4次，或者大龄的儿童超过8小时没有尿）。
- 口渴严重。
- 少泪。
- 皮肤、嘴和舌干燥。
- 心跳加快。
- 眼窝凹陷。
- 皮肤发灰。
- 囟门凹陷。

引起严重的问题。根据你的宝宝有正常尿液和粪便量，可判断宝宝进食了足够的食物（见第166页“何时哺乳”）。

宝宝出生后第一次大便看起来有点像柏油，黑绿色，是来自肠蠕动的废物（大便），这叫胎粪。

- 婴儿出生第一天或第二天排完胎便后，大便会变得更为疏松和黄绿色，这称为过渡便。
- 婴儿出生3~4天，大便会变松，并呈黄绿色，称为过渡性大便。
- 接下来大便会变为黄色，柔软，粗粒状。早期可能在每次喂食后出现排便。一个月后，排便就不这么频繁了（可以每2~7天大便一次），但大便是黄色且松软的。

每次更换宝宝的尿布时检查是否是湿的。如果吮吸了大量乳汁，那么就会有大量液体排出。你能感觉到尿裤湿了或分量比干纸尿裤重了，这是一个好的现象，说明进食充分了。

如果尿非常黄，说明宝宝有脱水表现，需要更多的奶。如果宝宝喂养不够或出现脱水的表现，需寻求帮助，你可以：

- 联系保健员；
- 联系出生医院的母乳喂养中心（如果他们提供这项服务的话）；
- 寻找附近的母乳喂养服务。

新生儿如果体重减轻超过7%，说明病得很厉害。要了解新生儿脱水的情况（见侧栏“新生儿脱水的表现”）。如果发生下列情况，请致电你的健康保健中心或预约去看儿科医生：

- 出生5天以后，宝宝尿湿尿布一天少于4次；

- 吃得不好；
- 排便硬或颗粒状，或排便困难；
- 纸尿裤上有血；
- 宝宝腹泻或肠道蠕动比平时快，特别是有水样或爆破样声，在新生儿期，很难判断大便是否为腹泻。

如果宝宝有 24 小时少于 4 次湿的纸尿裤，特别是如果进奶不好或似乎不舒服，需要带宝宝立即去医院。

你可让保健员知道：

- 排便次数或排尿更换纸尿裤的数量；
- 纸尿裤上大便的量和颜色。

宝宝的年龄	尿湿纸尿裤的平均次数	排便后更换纸尿裤的平均次数
第 1 天	1/ 天	1/ 天
第 2 天	2/ 天	2/ 天
第 3 天	3/ 天	3/ 天
第 4 天至 1 个月	5～6/ 天	3～4/ 天

满月后，更换纸尿裤的数量会出现戏剧性变化，任何情况都可能是正常的。宝宝可能每天会排便几次，或者几天才排便一次。母乳喂养的婴儿几个月后排便的次数会下降。记录会使你知道宝宝怎样是正常的，还可以判断什么时候排便出现了明显的变化。

皮肤护理和沐浴

你的宝宝需要保持清洁，但不需要每天都全身清洗。洗澡太频繁会使宝宝的皮肤变干。每 2～3 天或根据需要给宝宝洗澡。即使宝宝的脐带残端没掉也可以全身沐浴，只是浴后要

安全更换纸尿裤的小提示

1.在放下宝宝前，准备好需要的东西：

- 小毛巾或一次性婴儿湿巾；
- 一个干净的尿布或者干净的衣服；
- 预防尿布疹的软膏。

2.不要背对着宝宝，哪怕一秒钟！

3. 如果你必须伸手去拿东西，把你的手放在宝宝的肚子上；如果仍拿不到东西，需要抱起宝宝取物。

4.忽略门铃或电话，如果需要应答或接听要抱起宝宝。

5.避免使用婴儿爽身粉，因为可能导致宝宝误吸。

6.每次更换宝宝纸尿裤时都要洗手，防止传播病菌。

7.确保更换的尿裤表面清洁。

轻轻拍干。用湿布来清洁，经常清洗宝宝的脸和手。每次更换纸尿裤时，清洁纸尿裤覆盖的皮肤部分。宝宝可能有一些似乎不寻常的皮肤状况。大多数很常见，不需要治疗(参见第161页的“常见皮疹”)。

你可以使用温和的婴儿皂来清洁皮肤。使用无味保湿霜舒缓干燥的皮肤，特别要注意头皮和婴儿皮肤褶皱处。

在温暖的房间洗澡。你需要首先准备好所有物品，摘掉佩戴的可能划伤宝宝的珠宝首饰，以确保宝宝沐浴时的安全。

用清水清洗眼睛、耳朵、嘴巴和脸。不要用棉签清洁耳朵和鼻子。你可以用干净的毛巾裹在你的小手指上清洁耳廓外或鼻孔外的分泌物，黏液及耳垢会自然排出。不要使用婴儿油，它可能使你的手和宝宝皮肤太滑而不安全。从上至下清洗。先洗脸，然后洗身体，最后下部。女孩的会阴部要从前向后清洁。不需要分开阴唇。男婴需要轻轻清洗阴茎，不要试图翻开包皮，通常这样做不安全，至少要到3~5岁。

当宝宝洗澡后离开水时，用干毛巾轻轻把宝宝皮肤擦干。不要把宝宝单独留在浴缸里，即使是1秒的时间。

纸尿裤和宝宝

保持宝宝皮肤的清洁和干燥，更换尿湿或有大便的纸尿裤。大多数父母需要找到规律。例如：

- 一些父母在每次宝宝喂奶后或小睡前更换纸尿裤；
- 有的父母发现更换宝宝的纸尿裤，是一个唤醒宝宝及哺乳婴儿的很好方式。

防止尿布疹的最好方式就是经常更换纸尿裤。

脐带护理

出生后24~72小时，宝宝的脐带会开始干燥。脐带会在1~3周脱落。脐带的断端会成为孩子的肚脐。用清水清洁宝宝的肚脐即可，避免使用其他液体。

保持脐带干燥，可以把纸尿裤上段折起来。脐带少量出血是正常的，你可能会发现衣服上一些点状的血迹。如果你的宝宝有发烧(体温为38℃或更高)，或脐周出现红肿、黄色脓液渗出或出血，请给保健员打电话。

眼睛的护理

孩子出生后，护士或助产士会给宝宝的眼睛点药来预防分娩期间导致的病菌感染。如果没有感染的迹象，如发红或眼睛有分泌物，你所需要做的只是保持眼睛清洁，闭上眼睛用湿布的一角擦拭眼睛。如果你认为宝宝的眼睛受到了感染，请打电话给保健员（最好去医院）。

修剪手指甲和脚趾甲

要避免宝宝的指甲过长，防止划伤宝宝的皮肤。用细剪刀或婴儿剪小心地把指甲直接剪断。初期你可能会发现指甲锉更方便，而不是把指甲剪断，给宝宝剪指甲的最好时间是在她熟睡的时候。

穿衣

仔细选择安全和舒适的衣服。确保睡衣宽松并且没有绳带，防止钩挂。冬季在户外，婴儿可能需要一件汗衫、一件衬衫和一件毛衣，穿着滑雪服、袜子或靴子保持他们的身体温暖。婴儿散热快，所以记得戴帽子。一个可借鉴的经验是，你的孩子可能需要比你感到舒适的穿着多一层的衣服（例如，如果你穿衬衫和毛衣，她可能需要一件衬衫、毛衣和夹克）。一般来说，如果宝宝的手和脚是温暖的，说明他（她）的穿着足够暖和了。要经常检查暴露处的皮肤。

使用汽车座椅时，要给宝宝穿正常的室内服装。如果需要你可以用毯子或帽子保暖。滑雪服或包裹袋容易干扰宝宝安全带的安全。

在夏天，婴儿穿一件T恤衫和尿裤是最舒服的。

如果宝宝的脖子后面皮肤热、潮湿或者湿冷，提示宝宝很热了。在有空调的房间或者汽车内，宝宝需要比你穿更多的衣服，因为活动少，婴儿比成人更容易感到寒冷。

常见皮疹

宝宝可能有一些皮疹或斑点，对你来说似乎不正常。但大多数情况下是常见的，不需要治疗。

婴儿痤疮是脸上一种红色的小疹子，通常随着时间而消失。

粟粒疹是宝宝脸上的微小的小白点，会随着时间而消失。

毒性红斑是一种常见的粗糙的红色皮疹，常反复出现在新生儿身体的不同部位。大多在出生后第二或第三天出现，在出生后两周内均可出现。每个斑点上可能出现黄色或白色突起，周围呈红色。皮疹可能在几个小时或几天慢慢消失。

摇篮帽看起来像婴儿头皮上的油腻鳞屑，周围可能有些红，还可能出现在婴儿

如何防止尿布疹

防止尿布疹的最好方法是经常更换宝宝的尿布，尤其是在宝宝腹泻时。如果宝宝出现腹泻，还可以用无味的隔离霜保护皮肤以帮助防止尿布疹。

如何治疗尿布疹

- 当你给宝宝更换尿布时，用温和的肥皂和温水清洗臀部（如果没有大便可仅用清水），清洗皮肤，擦干。如果皮肤有疼痛和发红，用温水浴清洗受损的皮肤可减轻疼痛。
- 每次更换尿布时使用无味的隔离霜，如凡士林或氧化锌乳膏，可保护和润滑皮肤。如果你用的是一种乳霜，每次更换尿布时用肥皂和水清洗后再使用。不要与其他孩子共用面霜和药膏，触摸受影响的皮肤后不要将手指放回瓶子里。如果还需要其他乳液，请用其他手指在瓶子里蘸取。
- 使用湿纸巾擦干宝宝的皮肤。如果你使用的是湿巾，确定是无酒精和无味的。

（待续）

的身体其他部位，如在颈部、腋窝、耳后的褶皱、脸上或在尿布区，通常会自行消失。

尿布疹是尿布区的红色皮疹。尿布的小便或大便会使宝宝的皮肤脆弱变红。你可以通过经常更换宝宝的尿布来预防尿布疹（见“如何防止尿布疹和“如何治疗尿布疹”）。

念珠菌尿布疹出现在生殖器和臀部周围，红色斑附近有很红的小红点。典型的念珠菌感染也可能出现在婴儿的口腔中，被称为鹅口疮。如果你认为宝宝有念珠菌感染，可以拜访保健员。念珠菌皮疹需要处方乳膏治疗。

热疹通常是炎热、潮湿的天气，或冬季给宝宝穿太多的衣服引起的。表现为皮肤上有小红疙瘩，主要在宝宝的皮肤褶皱处或者衣服与身体紧贴部位。你可以通过脱去多余的衣物来预防和治疗皮疹，如穿着宽松的衣服、穿棉质的衣服、保持凉爽（特别是在温暖、潮湿的天气里）。

接触性皮炎出现在皮肤接触刺激性物质或某些过敏性物质的部位（如衣服的染料或按扣）。在大多数情况下，只在局部皮肤出现，而且为接触部位。如果发生这种情况，告诉保健员，你可能会被问到是否接触了新的东西，以便找到婴儿过敏的原因。

湿疹表现为干燥、增厚、鳞状皮肤或小红疹，起泡、渗出或破溃，感染。它通常出现在婴儿的前额、脸颊或头皮上，但也可能发生在身体的其他部位。它可能发生在有过敏史、家族过敏史或湿疹的婴儿中。湿疹不能治愈，但是可以控制。经常几个月或几年后消失。如果你认为宝宝有湿疹,请告诉保健员。

预防扁平头的方法

孩子总是平躺或头枕向一侧,可导致头颅局部扁平,这不会有危险,不会影响孩子的大脑发育,大多会自行消失。你也可以每天更换宝宝头部的位置。

- 把宝宝放在床的一侧,使宝宝必须朝一个方向看房间。
- 转天换成床的另一侧,这样宝宝就会把头转向另一个方向看房间。每天改变宝宝在婴儿床上的方向。
- 每天有几次俯卧时间,当宝宝清醒时即可。自出生后开始,不需要等到脐带脱落。你必须全程看护着宝宝。让宝宝俯卧,这时你可逗引、和宝宝说话、给宝宝唱歌。

在安全环境下睡眠

宝宝需要很多的睡眠来保持健康、快乐和成长,所以宝宝睡觉的环境是很重要的。如果你为孩子创造了一个安全的睡觉环境,会降低受伤和婴儿猝死综合征的风险。婴儿猝死综合征是指婴儿出生 12 个月以内在睡眠中意外死亡。没有人知道婴儿猝死综合征发生的原因,但研究表明,有些简单的事情可以减少婴儿猝死综合征的发生(参见侧栏)。

前 6 个月,最安全的睡眠方式是在你房间里的婴儿床上。这就是所谓的房间共享,可预防婴儿猝死综合征。由于潜在的危险,从 2016

如何治疗尿布疹(续)

- 不要使用婴儿爽身粉或滑石粉。
- 尽可能短时间地打开纸尿裤,使皮肤暴露在空气中,这会使宝宝感觉舒适,并能更快地治愈皮疹。

来源:*Canadian Paediatric Society, Caring for Kids:www.caringfotkids.cps.ca.Sptember 2013.*

减少婴儿猝死综合征发生的方法

- 在宝宝出生前后提供无烟环境。
- 母乳喂养。
- 在宝宝午睡或夜间睡眠时要平躺。
- 给宝宝提供一个安全的睡眠环境,没有枕头、棉被、缓冲垫、玩具或者蓬松的寝具。婴儿床除了床垫、床单以外应该是完全空的。
- 在前 6 个月,把宝宝放置在你床旁的婴儿床、摇篮、摇篮车中睡觉。

来源:*www.phac-aspc.gc.ca/hp-ps/dca-dea/stages-etapes/childhood-enfance_0-2/sids/ssb_brochure-eng.php.*

年开始禁止销售围栏婴儿床。婴儿不应放置在成人的床、水床、气垫床、沙发、被褥或扶手椅上睡觉。长时间坐位或半卧位睡眠，对婴儿来说是不安全的。如果你的宝宝睡在了汽车座椅、秋千、婴儿车上时，请密切看护，并尽可能快地把宝宝移动至婴儿床或摇篮中。

不要同床陪睡

前6个月，你要保持与宝宝同一个房间睡眠。这是一个很好的安排，因为这样你们的关系更密切，可以方便母乳喂养。但不要共睡一张床。

成人床不是为婴儿设计的，可能会不安全：

- 婴儿会被困在床垫或者床框与墙壁之间；
- 婴儿会从床上掉下来；
- 一个成人或大孩子会翻身导致婴儿窒息；
- 柔软的床上用品可能会盖住宝宝的头，导致过热或者窒息。

如果你想与宝宝同睡一张床，可向保健员或公共卫生护士学习如何降低风险。

喂养宝宝

你在哺乳宝宝的时候对于你和宝宝来说都是一个特别的时刻。宝宝在你的怀里茁壮成长，很多新手妈妈在哺乳时感觉到与宝宝亲密的联系。

母乳对于6个月内的婴儿来说是最好的也是唯一的食物。加拿大儿科协会、加拿大营养师协会、加拿大卫生部、联合国儿童基金会、世界卫生组织（WHO）都认为母乳喂养是喂养婴儿的最佳方式。纯母乳喂养6个月后，当婴儿表现出已准备好的迹象，父母可以开始给予其他食物，但依然需要母乳喂养（直到孩子2岁甚至更大）。母乳中含有抗体、生长因子、酶和其他营养物质，可以短期和长期提供营养，是任何配方奶粉不能替代的。

如果决定用配方奶粉喂养婴儿应格外小心。配方奶不同于母乳，只提供宝宝生长所需的基本营养。如果你想母乳喂养或正在配方奶粉喂养，可以联系保健员，她（他）可提供帮助。

如果由于医学的因素或者你确定选择对宝宝进行配方奶粉喂养，你需要知道如何选择配方奶粉，以及如何准备、喂养以及存储婴儿配方奶粉。配方奶粉必须正确准备，喂养设备必须正确消毒，一旦打开一瓶配方奶粉，必须安全存储。（由于安全的因素，配方奶粉会被召回，召回的信息见加拿大网站 *www.hc-sc.gc.ca/ahc-asc/media/advisoriesavis/index-eng.php*）

摸索宝宝饥饿的信号是非常重要的，按照宝宝的节奏进行喂养，使宝宝感到舒适，也要知道什么信号是“宝宝吃饱了”，应该结束喂养。用配方奶粉喂养时，要抱着宝宝，使得进奶时成为你与宝宝交流的愉快时光。和保健员交流，学习并获取更多配方奶粉喂养的信息。

母乳喂养

母乳包括产后最初几天分泌的初乳，都有能够满足宝宝的生长所需的有效成分，以及有效的乳量。母乳有着完美的温度，而且能够随时提供，能帮助拉近你与宝宝的感情，而且让宝宝感觉到和你很亲密，这非常重要。

初乳是由乳房分泌的黄色的、黏稠的奶，含有丰富的维生素、蛋白质和抗体，可保护你的宝宝避免感染。新生儿体内有脂肪和水分，在出生后最初的几天会被调动、利用，也是为什么在最初几天会体重减轻。单纯初乳已为宝宝提供了足够食物，不需要给宝宝水或者配方奶粉，你的母乳的分泌量会在两三天内增加。

所有母亲应该遵循加拿大食品指南，以便让自己健康。哺乳期的妇女需要更多的能量。包括指南推荐的每天额外的两到三餐食物。吃得好可以帮助你的体力从分娩中恢复过来，也会给你额外的能量使你照看好宝宝。然而即使你没有健康的饮食，母乳仍然是喂养宝宝的最好方式。

母乳喂养是最健康且自然的喂养方式

记得：在出生后的最初几天你的乳房所产生的初乳是新生宝宝最佳的食物。虽然乳房只产生少量的初乳，但是已经足够了。不需要给宝宝其他食物。

维生素 D

加拿大健康局推荐纯母乳和部分母乳喂养的婴儿从出生到两岁每天补充维生素 D 400 IU。

你可以和保健员或社区保健护士探讨你的宝宝关于维生素 D 的需求量，以及如何满足宝宝。

何时开始

开始母乳喂养的最好时间是在婴儿出生后的第一个小时内，与母亲产生皮肤与皮肤间的接触至少要在第一个小时内完成，当宝宝放在母亲身边，只要母亲有意愿，护士或助产士将帮助你开始母乳喂养。皮肤接触有助于促进你和宝宝的亲密联系和母乳喂养。当宝宝放置在母亲半躺的身体旁边进行皮肤接触时，宝宝会本能地寻找母亲的乳房。

并不是所有宝宝都知道如何马上吃母乳。利用这段时间开始母乳喂养是个好主意。确认让医院的工作人员知道，你想与你的宝宝在同一房间。在一起时，能看到宝宝好像饿了可以给宝宝哺乳，母亲和婴儿可以相互了解，母亲可以学会识别宝宝的信号并给出回应。经常给宝宝哺乳可增加母乳的分泌量。

何时哺乳

当宝宝发出饥饿的信号时就要哺乳。最好对早期暗示就给出回应，如当婴儿激惹、扭头、将手放到嘴里、舔唇和做吮吸动作时。等到宝宝表现出后期的饥饿迹象，如哭闹，会使哺乳变得非常困难。婴儿应该在 24 小时内喂 8 次或 8 次以上。有的哺乳持续时间比要长。你的宝宝在夜间和白天一样需要哺乳。和宝宝在一起，有助于及早发现宝宝饥饿的信号，方便可及时哺乳，这将有助于你与宝宝享受母乳喂养时光。

母乳喂养的体位

你可以用很多舒服的体位给宝宝哺乳，这里有几点建议。

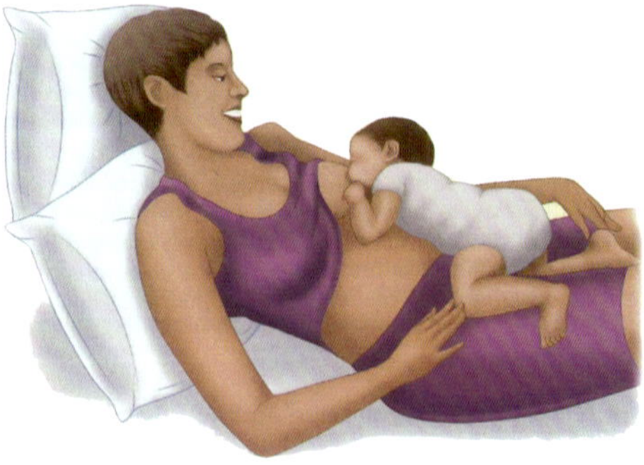

悠闲的哺乳体位

悠闲的哺乳体位

找一张床或沙发，你可以向后靠，并很好地支持住，不要平躺，而是舒适地靠着，这样你把宝宝放到乳房处，重力会让宝宝的身体紧贴着你。让你的头和肩膀得到很好的支撑。让宝宝的整个正面接触你的整个正面。因为你是向后斜躺的，所以不需要用膝盖。你可以选择宝宝喜欢的体位，只要确保宝宝整个前面贴着你。

躺着

躺在床上，在你的一侧，头枕在两个枕头上。宝宝躺在你的乳房旁边。

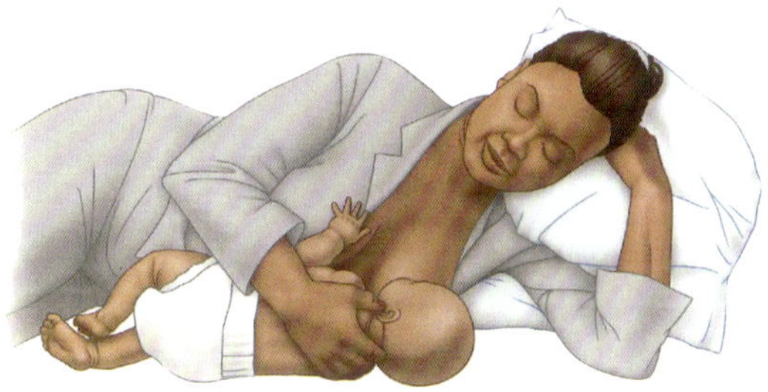

躺着

摇篮式抱着

找一个舒服的坐姿，把枕头放在胳膊下，抱着你的宝宝，把婴儿的头放在乳房处，宝宝的脚放在你的腹部。

交叉摇篮式抱着

找一个舒服的坐姿，把枕头放在胳膊下，抱着你的宝宝，使前臂支撑宝宝的头、颈、背和臀部，使得宝宝的耳朵、肩膀、臀部和身体成一条直线，宝宝肚子贴近你的腹部。

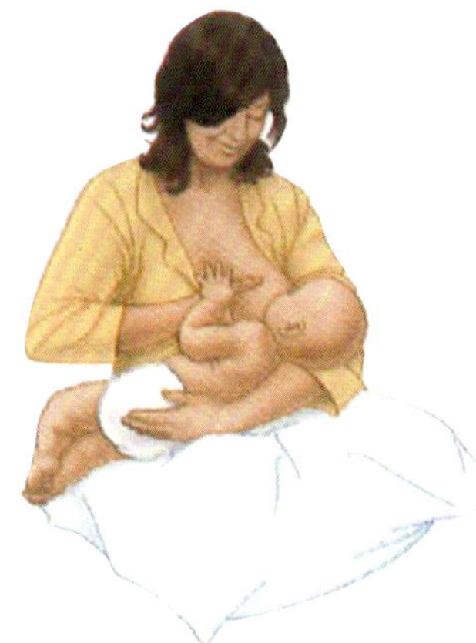

摇篮式抱着

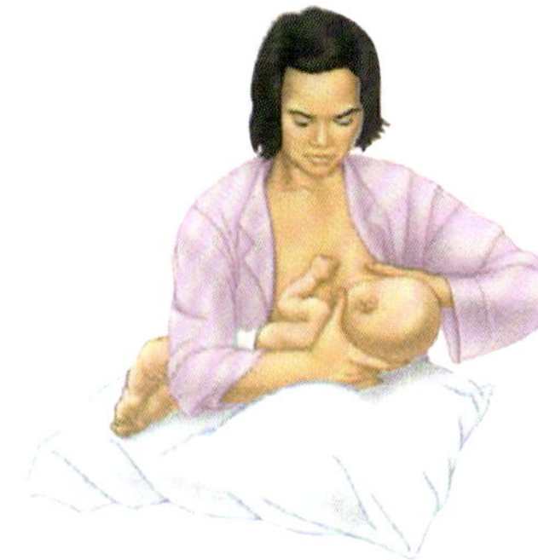

交叉摇篮式抱着

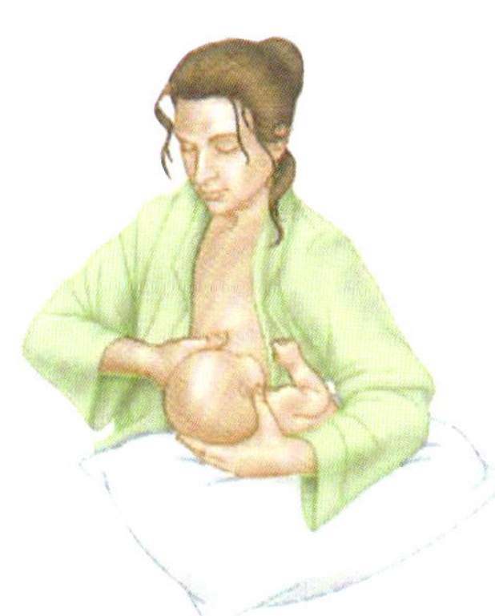

足球式抱着

经许可引用。

足球式抱着

保持舒适的坐姿，把宝宝的腿放在下面，你的手臂抱住宝宝，使其脚趾朝向背部，用枕头支撑宝宝的头部，面朝向你的乳房（这个体位可减轻你剖宫产后腹部的压力）。

如何开始

步骤1：寻找舒适体位

用枕头支撑你的手臂，紧紧抓住宝宝，使宝宝的脸朝向你的乳房，让宝宝靠近你，而不是去够着宝宝，如果那样，你会感觉到背部疼痛或含着的乳头不舒服。

步骤2：含乳头的方式

舒适地含乳头或接触乳房是母乳喂养最重要的部分，这里有些建议可以帮助你：

- 将宝宝的身体朝向你，等宝宝的嘴张开；
- 把你的乳头朝向宝宝的鼻子，让宝宝面向你的乳房，支撑宝宝的脖子和肩膀，不要用力推宝宝的头，一旦宝宝衔住了乳头，让宝宝的下巴而不是鼻子接触到乳房；
- 宝宝面向乳房，下巴朝向乳晕（乳头周围的区域），尽可能用嘴多包裹乳晕；
- 这种方式，宝宝就不是从乳头开始吮吸，而是用下颚和舌头进一步加压，这会让乳汁从乳头周围的奶管流入宝宝的体内。

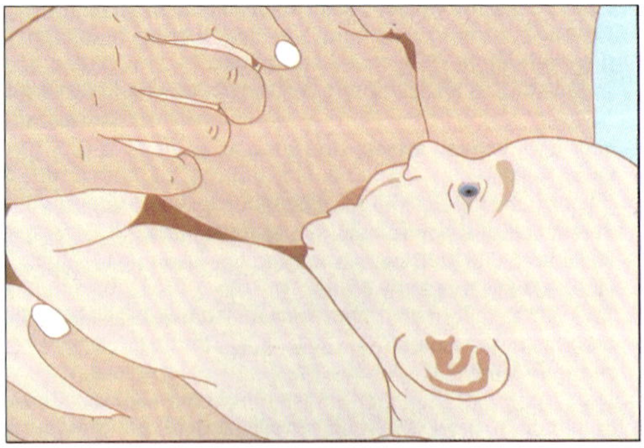

舒适且正确的哺乳方式

步骤 3:打断吮吸

使宝宝离开乳房,将你的小手指放在宝宝的嘴角,轻轻向下推,打断吮吸。然后回到步骤 2,并尝试让宝宝再次含住乳晕。

母乳喂养技巧

- 确认你的宝宝以正确的方式含住了乳晕,使你在哺乳期间感到舒适,如果有需要请寻求帮助。
- 无论何时感到口渴,一定要喝水。
- 在开始哺乳前要找到一个舒服的姿势。
- 早期和宝宝的皮肤接触有助于母乳喂养的进程。
- 和你的宝宝密切接触,这样你就能看到或听到他(她)的声音,尽早发现宝宝饥饿的迹象,如激惹、张口、吃手等。
- 从一侧乳房开始哺乳宝宝,只要宝宝喜欢吃就要尽可能地哺乳。
- 喂奶结束时,宝宝可能会睡着,停止吮吸,或者放开你的乳房。
- 如果宝宝喂奶时睡得太快,试着挤压乳房,帮助宝宝多喝奶。
- 确认喂奶时宝宝不要太热(穿太多衣服)。
- 休息一下,如果需要可以给宝宝拍嗝,换尿布,然后洗手(这通常有助于宝宝醒过来,继续喂养)。
- 再次喂奶时从另一侧乳房开始,如果宝宝不再吃了,记住下次从这侧乳房开始喂奶。
- 每次都从不同的乳房开始。
- 每次喂奶时两侧乳房都要哺乳。有时宝宝一次可能只吃一侧乳房就饱了。乳房流出乳汁越多,乳房分泌的乳汁也越多。
- 早期频繁哺乳,有助于增加奶的分泌量,防止你的乳腺管堵塞。
- 有些婴儿在 3 周、6 周和 12 周时突然快速生长,经常 24 ~ 48 小时期间需要更加频繁地进奶。这是帮助你分泌更多奶的自然方法。
- 照看新生儿是疲劳的。如果可能,家务和照看其他孩子尽量寻求其他人的帮助。

挤母乳

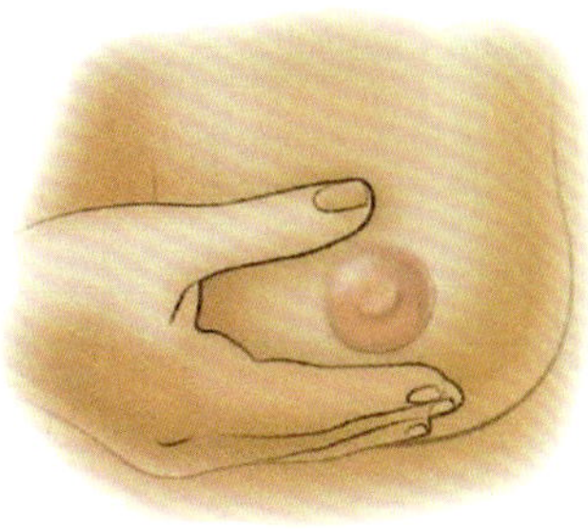

推(向后推向胸壁)

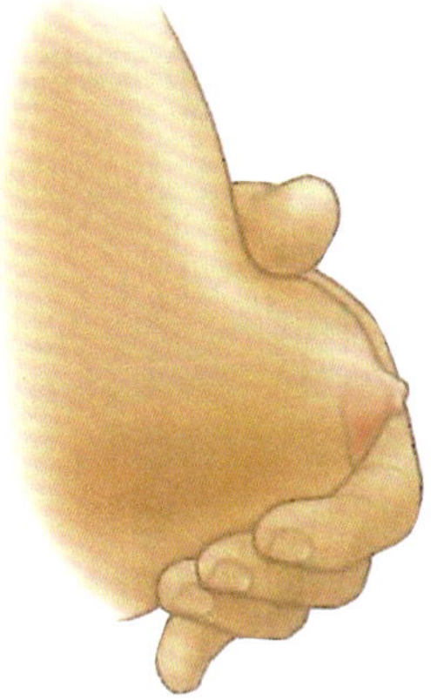

挤压

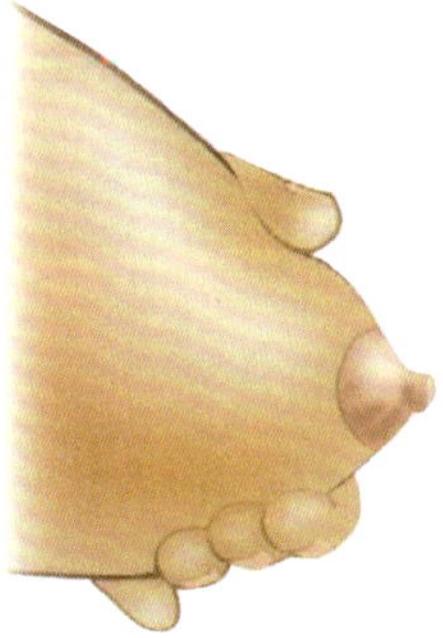

松开

挤奶

要学习如何通过用手轻柔按摩或挤压乳房来挤奶,或吸奶器吸出奶液。你可以这样做:挤压乳头,擦几滴奶液来软化乳晕。或者将奶挤出储存起来,当你不在时,让他人给宝宝喂奶。

挤奶方法如下:

- 洗手,找到舒适的姿势,准备一个干净无菌的容器以便存储奶液;
- 双手按摩乳房;
- 把你的拇指和食指放在乳晕上,其余的手指及手掌支撑你的乳房;
- 轻轻地将乳房向后推到你的胸壁;
- 手指和拇指滑向乳头,同时轻轻地施加压力;
- 释放压力,并有节奏地重复这一步;
- 继续,直到奶液的流动减慢或停止;
- 转动你的手,使乳房各个区域的奶液都能排出,然后换另一侧乳房,重复所有步骤。

如果你开始只能挤出几滴奶,不用担心,这种技能会随着练习变得更容易、更有效。你也可以用手动或电动吸奶器来吸出你的乳汁。

密封含有母乳的容器。贴上标签,写上日期和时间。不要给已经冷却或冷冻的母乳添加温热的母乳,要先将新挤出的母乳冷却后,再将其添加到原来储存的母乳中。

安全储存母乳的方法：

新鲜母乳室温下(16~29℃)	3~4 小时
新鲜母乳冰箱储存(≤4℃)	72 小时
用冰盒冷却的母乳	24 小时
冷冻的母乳(≤-17℃)	6~12 个月
超过存储时间的母乳需要丢弃	
来源：*Academy of Breastfeeding Medicine. Clinical Protocol Number #8: Human Mile Storage Information for Home Use for Full Term Infants.(Original Protocol March 2004; Revision #1 March 2010.)*	

母乳喂养的常见问题

乳房疼痛

最佳方法是每次哺乳时让宝宝深深含住乳晕，能让你感到舒适。每次更换喂奶乳房时确认每个区域的奶都已排出。确保两个乳房哺乳时间均衡。哺乳期穿戴支撑良好的哺乳文胸，即使夜间也有帮助。

乳头疼痛

在母乳喂养的最初几周，乳头疼痛是很常见的，当宝宝第一次含住你的乳头时，你会感觉很敏感。一旦你和宝宝磨合好，宝宝能深深含住乳晕，你会感觉很舒适。如果你感到乳头疼痛，需要一个有经验的人帮助哺乳，这很重要。

乳头疼痛最常见的原因是不正确的体位和浅裹乳头。如果你感觉宝宝裹住乳头时有一种敏感的感觉，数到 10，看看是否不适感减轻。如果没有，改用你的手指轻轻地放入宝宝的嘴中打断吮吸，重新调整宝宝的体位，并尝试再次裹奶。母乳喂养时，你和宝宝都应该感到舒适。如果你在整个喂奶过程中或喂奶后乳头感觉疼痛，这说明哪里出了问题，应立即寻求帮助。联系保健员或社区护士获得更多帮助。

母乳有治疗作用，在母乳喂养前后乳头上涂抹几滴母乳能提高舒适感。如果你用溢乳垫吸收漏出的母乳，变湿后一定要及时更换乳垫。避免使用肥皂清洁乳头，因为肥皂会洗去你的天然乳房润滑剂。

涨奶

当乳房过于饱满时会涨奶(硬、不光滑和疼痛)。你可以通过增加哺乳次数来防止涨奶。观察宝宝早期饥饿的迹象,24 小时要哺乳 8 次甚至更多次,并确保夜间像白天一样母乳喂养。

如果乳房涨奶,你可以尝试喂奶间期冷敷、母乳喂养前温敷,这样可帮助乳汁流动。按摩乳房,手从胸壁朝向乳头方向移动,也可以帮助乳汁流出。如果你的乳头扁平,皮肤感觉紧绷,你可以用手挤出一些乳汁,这可以使乳房变软,让宝宝更容易含住乳头。另一种方法是可以使乳头底部的乳晕变软,这就是逆压软化。方法是用手指轻轻地在乳头底部施加压力,向内推向胸壁。手指放在乳晕周围变化的位置,重复向内挤压,直到你感觉到乳晕变得柔软。

如果你不能让宝宝裹奶,而且继续感到乳房涨奶,一定要联系有经验的人帮忙。不缓解涨奶可导致疼痛和其他哺乳的问题。

乳腺管堵塞

如果你发现乳房有局部发红、肿胀和温度升高,你的乳腺管可能堵塞了。有时如果堵塞物靠近皮肤表面,可以感觉到肿块。当母乳喂养频次低时,乳腺管堵塞很常见,有很多乳汁积存在乳腺。紧身胸罩、婴儿背带的带子等对乳房的挤压也会引起乳腺管堵塞。

在喂奶前热敷,手朝向乳头移动并轻轻按摩,可以帮助疏通堵塞物。如果可能的话,喂奶时把宝宝下巴放在朝向堵塞发硬的区域。母乳喂养通常可以清除堵塞的奶块。如果你的乳腺管持续堵塞,或哺乳时不舒服,如果你不确定宝宝是否充分裹奶,你可以让有经验的人观察你哺乳的过程,她们可能提供一些有用的建议。

乳腺炎

乳腺炎是乳腺的炎症,可伴有感染。患有乳腺炎的母亲通常会感到疲倦,乳房有压痛的部位,并且有流行性感冒样的肌肉疼痛的症状。稍后可发展为发热和寒战,乳房的压痛区域会发红、变热。当涨奶严重和母乳喂养少时,乳腺炎更容易发生。乳头疼痛导致的皮肤破裂也会导致乳腺炎的发生,所以如果母乳喂养时感觉不舒服,应立即寻求帮助,这是很重要的。

即使你有乳腺炎,仍可继续母乳喂养,因为频繁地哺喂和彻底排出乳汁是很有必要的。乳汁不会伤害到宝宝。如果喂奶时太痛苦，那么试着用手或吸奶器从乳房中排出乳汁。给宝宝哺乳时，可用手挤奶，或用吸奶器吸奶时，可轻轻按摩乳房，帮助乳汁流动。尽可能地多休息。可以服用止痛药，如对乙酰氨基酚和布洛芬，不会对宝宝有伤害。如果你认为患了乳腺炎，请联系保健员。你可能需要抗生素来治疗感染。

如果我不能进行母乳喂养

绝大多数母亲可以母乳喂养。但对一些母亲来说，不能选择母乳喂养。可选择喂配方奶粉或人乳库。你可以和保健员探讨，获得更多信息。如果母乳喂养或人乳库都不能选择，可在商店购买以牛奶为基础的、强化铁的婴儿配方奶粉，可以提供出生后 9 ~ 12 个月婴儿必要的热量和营养。

要了解更多的关于如何选择配方奶粉、安全人工喂养、存储配方奶粉等信息，可以联系保健员。

清洁吸奶器和婴儿喂养用品

必须确保哺乳用品和吸奶器的零件每次使用前是干净的。应该在沸水中消毒 2 分钟，然后在使用前或储存前晾干。所有婴儿喂养用品使用前应该遮盖。

溢奶（反流）

溢奶或胃食管反流是婴儿常见的现象。所有婴儿在一定程度上都有溢奶的发生。溢奶是由于出生后最初几个月的婴儿食管进入胃部的周围肌肉环发育还不成熟导致的。当婴儿吞咽了空气打嗝时，由于肌肉薄弱，乳汁就会同时溢出，这被称为反流。溢奶可以在进食后持续数小时，通常会随着婴儿年龄的增长、肌肉环的强化而减少。溢奶的高峰年龄在 4 个月，大多数婴儿 12 个月时停止溢奶。

少部分情况，溢奶提示宝宝有过敏或者食物、奶的不耐受情况。但只有极少数婴儿需通过减少获取的热量和减慢体重增长的奶量来抚养长大。如果孩子 1 岁后仍持续不能正常喂养，或者反流出绿色液体，父母需要和保健员探讨，这种症状可能由于少见的情况引起的，如胃食管反流病。

如果医生诊断你的宝宝患有胃食管反流病，她会建议：喂奶后保持宝宝直立 20 ~ 30 分钟后，抬高床头 30°。千万不要用枕头或靠背来装饰床，因为这样有产生“陷阱”的风险。可以通过书或砖块垫高婴儿床的床腿，提升婴儿床的一边的坡度。

婴儿为什么哭闹

哭泣和肠绞痛

健康婴儿哭泣，这是宝宝表达需求和周围人交流的方式。大多数时候，父母做出宝宝需要的回应，如提供食物、哄宝宝睡觉、换尿布、皮肤接触或怀抱。如果从这方面看，哭对于依赖成人满足需求的婴儿来说是非常有用的。

但有时候即使最体贴的父母也无法安慰宝宝的哭泣。要知道这不是你的错。

当一个婴儿即使是吃饱了、更换了纸尿裤和怀抱，还是不停地长时间费力哭，这种长时间的哭泣被认为是肠绞痛。长期以来，人们认为肠绞痛是一个健康问题，有些宝宝有而有些宝宝没有。

新的资料表明，过去被称为肠绞痛的病实际上是婴儿的一部分正常表现。所有婴儿在早期哭得比任何时候都多，这有时被称作“紫色哭泣时期”。这种严重的哭泣通常发生在出生后 3 ~ 8 周，有些宝宝会哭得更厉害，他们的哭声似乎更强，也更难安抚（有时无法安抚）。

这是正常的，对宝宝没有持久的影响，也不会持续太久。这一段激烈的（无法解释的）哭泣会停止，有时快得就像它开始时一样，或者随着时间的推移慢慢减弱。大多数情况下，宝宝 3 ~ 4 个月时会结束。

同时，也有一些技巧可以帮助你度过这紧张的时期（详见第 75 页“父母如何安抚哭泣的婴儿”）。

> **一定不要摇晃宝宝**
>
> 摇晃对宝宝的大脑是有害的，甚至可能危及生命。所有孩子都不要摇晃。
>
> **走开！**
>
> **打电话求助！**

为什么有些婴儿会哭的比别的婴儿多？

一些专家认为，哭的更多的婴儿对外界反应更加敏感，并很难控制他们的哭泣。当年龄很小时，他们对于平复自己，或处理他们身体的节奏可能会有更多的困难。

研究表明，哭的更长、更用力于婴儿排便来说并没有什么问题。也没有强有力的证据表明，哭泣是由气体、风或食物过敏引起的。其实哭泣导致了婴儿吞入空气，他们会打嗝或放屁排气，因为他们会收紧胃部肌肉，迫使空气从直肠排出。

父母如何安抚哭泣的婴儿？

每个宝宝都是独一无二的，安抚这个婴儿的方式可能对于其他宝宝行不通。对于父母来说最难的部分是找到适合自己孩子的东西。要意识到有时候可能没有什么效果。

以下是一些建议，可帮助你的宝宝平复哭泣，或者当他感到困扰时而不哭泣：

- 判断哭是否是宝宝有需求的信号，换尿布、喂奶、太热或太冷或需要更多或更少的刺激；
- 皮肤接触、拥抱和怀抱不会溺坏你的孩子，抱着你的孩子关灯，保持房间安静，太多的噪音或行动常常会引发哭泣或使事情变得更糟；
- 轻柔的音乐、白色噪音或轻轻嘘的声音可安抚一些婴儿；
- 有些婴儿可以运动安抚，试着和宝宝一起散步，在有质感的移动载体或婴儿车里，轻柔地、有节奏地运动，或者试着坐车兜风；
- 吮吸有时有助于婴儿平静和放松，也就是可以给宝宝哺乳；
- 给宝宝洗个温水澡；
- 不要在宝宝的脖子上带任何东西，或者用绳子系任何东西在衣服上，这有可能会缠住宝宝的脖子而导致窒息。

如何包裹婴儿

有人喜欢用襁褓来安抚婴儿。襁褓是有争议的，因为有错过婴儿饥饿的暗示或者导致过热的风险，过紧襁褓导致髋关节发育不良。你选择的襁褓，如果遵循以下这些建议会更安全些。

- 跟随宝宝的暗示，如果宝宝抵抗，则不要包裹。
- 用轻薄的毯子和衣服包裹，放在薄的床铺上，避免过热。
- 当包襁褓时，保证宝宝可以弯曲腿，头不被盖住。婴儿的手应该是自由的，不受毯子的限制。应该能够显示出进食的暗示，例如吮吸手。
- 当宝宝有翻身的迹象时，要停止襁褓。

跟保健员探讨宝宝的襁褓。

见第 163 页“在安全环境下睡眠”。

做些温和舒缓的事情来安抚宝宝。永远不要摇晃孩子。如果你因为宝宝的哭泣感到伤心，或者困扰于感觉你的努力都是没有效果的，可以把宝宝放在安全的地方（如婴儿床上），花一点儿时间让自己冷静。

如果出现以下情况请给医生打电话：

- 孩子表现与平时不一样，不吃或不睡；
- 孩子发烧了；
- 孩子呕吐、腹泻或者大便有血；
- 孩子可能跌落或受伤；
- 孩子过度哭闹，已超过3个月的月龄；
- 你担心伤害到孩子。

哪里能得到帮助？

开始的几天里照顾一个新生婴儿是很困难的。你可能睡眠不足，还要24小时把注意力都集中在满足宝宝的需求上。

婴儿的持续哭泣会让人感到有压力。不过重要的是，要知道这不是你的错，而且会变得更好。同时，一定要照顾好自己。

安排孩子到保育所，你可以得到一些休息。找一个朋友、家人或信任的人，如果他们愿意提供帮助的话，可以短时间照顾你的孩子，使你得到休息。

- 这听起来很简单，但是吃得好和睡得好，会使你的应对有很大的不同。尝试安排3小时的睡眠，1天2次。
- 有时你会产生消极的想法。没关系，只要你不按这些想法做事情就行。如果你感到沮丧、愤怒、焦虑、担心，或有持续性负面想法，要向你信任的人寻求帮助。
- 有许多社区资源可以为新手父母提供帮助，特别是新手母亲。如果你不知道要去哪里，可以跟儿科医生、家庭医生或社区服务护士进行交流。

关于安抚奶嘴

当你的宝宝表现出有吮吸的信号时，这意味着宝宝可能饿了，即使不久前刚刚喂过奶。试试宝宝是否有兴趣吃奶。婴儿吮吸的刺激可以帮助你产生更多的母乳，这在成长过程中特别有帮助。

如果宝宝很挑剔，可以有许多方法来抚慰宝宝，而不是用奶嘴。尽量保持与宝宝皮肤接触或怀抱。轻轻地摇、唱歌，甚至有时带你的宝宝坐车都会有帮助。

如果你考虑给宝宝一个安抚奶嘴，一定要跟保健员讨论风险。

安抚奶嘴会干扰母乳喂养的成功。研究表明，安抚奶嘴有更高的耳部感染风险，长期使用会导致牙齿问题。如果你决定让宝宝使用安抚奶嘴，那么有一些安全措施你需要知道。

- 限制宝宝使用奶嘴的时间。
- 确保奶嘴很干净，且没有损坏。
- 不要用沾糖或蜂蜜的奶嘴。
- 不要把奶嘴系在宝宝的脖子周围。

父母课堂

大多数社区都有提高父母育儿技能的课程。这些课程对每一位新家长都有好处，因为课程有助于提高你的知识水平和信心。最棒的是，给新手父母提供了与自己有同样问题和快乐的新手父母分享自己经历的机会。这些课程对于初为父母的家长很有用，也很有帮助。

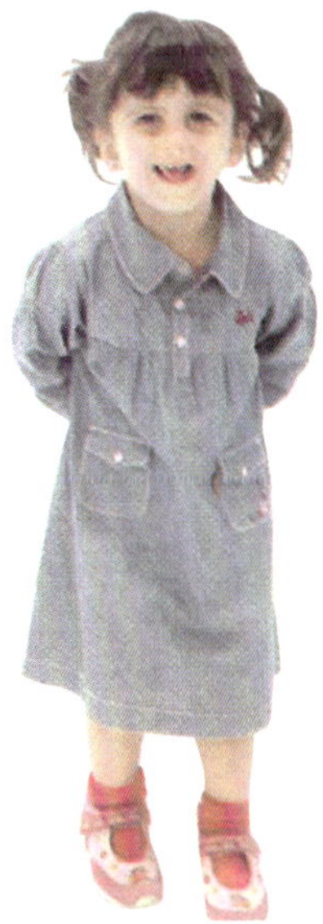

在这些课程中，你将学到基本的育儿技巧，如喂养、换尿布和洗澡。你还可以讨论其他话题，如儿童安全、兄弟姐妹之争，以及应对挫折。如果你和你的伴侣最近刚从其他国家来到加拿大，育儿课程可能有助于你了解更多加拿大抚养孩子的知识。

急救和婴儿心肺复苏课程也是非常有用的，要更多地了解这些课程和如何登记，可以联系加拿大红十字会、心脏和中风基金会或者你的公共健康单元。

这里就要结束了,你通过怀孕、分娩有了一个积极的开端。所以,请接受我们对你和新家庭成员的健康献上最真诚的祝福。宝贝快乐!

索引